儿童青少年近视防控
"深圳模式"
及其防控效果评价

主 编 刘美洲 牟敬锋

北京大学医学出版社

ERTONG QINGSHAONIAN JINSHI FANGKONG "SHENZHEN MOSHI"
JIQI FANGKONG XIAOGUO PINGJIA

图书在版编目（CIP）数据

儿童青少年近视防控"深圳模式"及其防控效果评价 / 刘美洲，牟敬锋
主编 . 一北京：北京大学医学出版社，2024.5
ISBN 978-7-5659-3123-9

Ⅰ.①儿…　Ⅱ.①刘…②牟…　Ⅲ.①儿童－近视－防治－发展－研究－
深圳②青少年－近视－防治－发展－研究－深圳　Ⅳ.① R778.1

中国国家版本馆 CIP 数据核字（2024）第 072862 号

儿童青少年近视防控"深圳模式"及其防控效果评价

主　　编：刘美洲　牟敬锋
出版发行：北京大学医学出版社
地　　址：（100191）北京市海淀区学院路 38 号　北京大学医学部院内
电　　话：发行部 010-82802230；图书邮购 010-82802495
网　　址：http://www.pumpress.com.cn
E-mail：booksale@bjmu.edu.cn
印　　刷：北京信彩瑞禾印刷厂
经　　销：新华书店
策划编辑：张李娜
责任编辑：张李娜　　责任校对：靳新强　　责任印制：李　啸
开　　本：710 mm×1000 mm　1/16　印张：10.25　字数：188 千字
版　　次：2024 年 5 月第 1 版　2024 年 5 月第 1 次印刷
书　　号：ISBN 978-7-5659-3123-9
定　　价：68.00 元

编者名单

主　编

　　刘美洲（深圳市眼科医院）

　　牟敬锋（深圳市眼科医院）

编　委（按姓名汉语拼音排序）

　　陈炎杰（深圳市眼科医院）

　　崔冬梅（深圳市眼科医院）

　　姜明洁（深圳市眼科医院）

　　龙　文（深圳市眼科医院）

　　帅心怡（深圳市眼科医院）

　　王　兵（深圳市眼科医院）

　　杨卫华（深圳市眼科医院）

　　钟灏晞（深圳市眼科医院）

前　言

　　近年来，由于手机、电脑等电子产品的普及，用眼过度、用眼不卫生、缺乏体育锻炼和户外活动等，我国儿童青少年近视率居高不下，近视低龄化、重度化趋势日益严重，已成为一个关系国家和民族未来的公共卫生问题。加强儿童青少年近视防控，促进儿童青少年视力健康是中央关心、群众关切、社会关注的"光明工程"。我国先后由教育部、国家卫生健康委等多部门出台一系列政策文件，指导全国儿童青少年近视防控工作。深圳作为中国特色社会主义先行示范区，市委市政府高度重视儿童青少年近视防控工作，在全市范围内搭建了筛查建档、预测预警、精准干预和科普宣教等多位一体的防控体系，形成了"政府主导、专家指导、各界参与"的近视防控模式。

　　深圳紧紧围绕影响儿童青少年近视的关键因素，多措并举，多管齐下，充分调动医疗机构、学校、家庭等多方力量，推动综合防控儿童青少年近视工作走深走实。深圳依托深圳市眼科医院成立深圳市儿童青少年近视防控中心，联合深圳市妇幼保健院、深圳市疾病预防控制中心针对儿童青少年近视防控开展了一系列富有成效的工作。经过前期努力和探索，我们在全市范围内建立了近视科普宣教、近视筛查普查、临床诊疗服务的全流程近视防控服务体系。在整个工作开展过程中，增强了全社会近视防控意识，提升了儿童青少年近视防控服务水平，为儿童青少年近视防控工作提供了更广泛的社会支持；创建了近视防控队伍，联合全市眼科资源，组建近视筛查联盟医院和近视复诊联盟医院，为开展近视筛查、干预、诊疗提供了技术支撑；建立了数字化视力档案，基于眼视光技术，通过互联网、大数据、人工智能建立融健康教育、监测预警、综合干预、跟踪管理等于一体的近视智能防控平台，建立了管理"智能化"、防控"数字化"和数据"精准化"的"一人一档、档随人走"的视力健康电子档案。

　　借此立书，希望与从事儿童青少年近视防控专业领域的研究者、实践推动者一起探讨促进儿童眼健康的公共卫生解决方案，希望碰撞出更多火花，以此成燎原之火，为儿童青少年健康成长和美好未来保驾护航。本书包括八个章节，第一章"研究背景"，主要介绍了儿童青少年近视的国内外流行现状；第二章"国内外研究综述"，主要梳理了国内外相关研究、政策文件，近视影响因素、公共卫生防控策略及防治效果的相关内容；第三章"研究内容与研究方法"，本书的数据及资料主要来源于文献资料、二手数据、问卷调查、深入访谈、专家咨询等；第四章"儿童青少年近视防控'深圳模式'"，主要介绍了深圳市在儿童青少年近视防控工作中的政策文件、组织管理、工作流程、工作目标、工作任务；第五章"深圳市儿童青少年近视现状分析"，包括近视检出率、视力不良检出率等；第六章"深圳市儿童青少年近视防控效果"，包括用眼行为、日间户外活动、视觉环境、视力变化情况；第七章"深圳市儿童青少年近视防控影响评价"，包括主要指标完成情况、社会影响、防控经验；第八章"深圳市儿童青少年近视防控政策建议"，主要包括当前工作的不足及下一步工作建议。

　　儿童青少年近视防控，功在当下、利在千秋，需要全社会凝聚共识、共促改变，需要从科学出发理解近视防控的长期性和艰巨性。本书成书过程中纳入的相关资料得到了大量专家、家长、教师、学生的配合，在此一并感谢。本书是基于深圳市当下儿童青少年近视防控经验的一个总结，希望"深圳经验""深圳模式"能够得到推广，让更多儿童青少年受益，助力国家儿童青少年近视防控工作。漫漫长路，未来还需持续努力探索，有不当之处还请广大读者批评指正。

深圳市儿童青少年近视防控中心

深圳市眼科医院

2024 年 3 月

摘　要

　　项目背景：近视是视力障碍的最常见原因，近视的患病率在世界范围内不断增加，世界上大约 1/6 的人患有近视。预计到 2050 年，全球 49.8% 的人口（约 47.6 亿人）将患有近视，其中 19.7% 的人会发展为高度近视（9.38 亿人）。儿童青少年近视呈现高发性、早发性特点，在我国已成为危害人群眼健康的重大公共卫生问题。

　　研究目的：深圳市于 2019 年正式启动儿童青少年近视防控工作。深圳市委市政府高度重视儿童青少年近视防控工作，坚持改革创新、先行先试，在全市建立了近视筛查、诊疗联盟，同时搭建了近视防控大数据平台，近视防控工作取得阶段性进展，为打造健康中国"深圳样板"和探索近视防控"深圳模式"提供了重要支撑。本研究立足于该项目的发展过程，掌握目前深圳市儿童青少年近视防控的整体现状，对深圳市儿童青少年近视防控开展效果评价，总结该项目产生的社会健康价值，分析存在的问题，提出相关对策建议。

　　研究方法：本文基于已有儿童青少年近视相关研究，综合运用定性与定量分析方法，着力梳理和分析深圳市儿童青少年近视防控工作，提炼出儿童青少年近视防控的"深圳模式"。通过二手数据分析及问卷调查等方法，总结深圳市儿童青少年近视防控成效。开展专家咨询，提出进一步完善深圳市儿童青少年近视防控相关建议。

　　研究结果：为了更好地开展儿童青少年近视防控工作，深圳市已构建了儿童青少年近视筛查网络，完善了全市近视筛查和诊疗队伍，建立了深圳市儿童青少年近视筛查、干预、治疗体系，建立了近视筛查联盟医院，以及近视复诊联盟医院。深圳市儿童青少年近视筛查覆盖率达到 100%，全市儿童青少年近视档案建档率为 100%，中小学卫生室工作人员、幼儿园卫生室工作人员、近视防控联盟医院工作人员近视防控培训覆盖率均为100%。目前，深圳市已形成"政府主导、专家指导、各界参与"的近视防控"深圳模式",提升了儿童青少年近视防控能力和眼健康服务能力,对推动儿童青少年眼健康、家庭幸福、卫生体系建设和经济社会发展起到了至关重要的作用。

存在问题与不足：通过定性和定量分析,深圳市儿童青少年近视防控还有待进一步加强和完善：部门联动机制需进一步完善；医保未覆盖全部医疗干预项目；视光矫正市场整治有待加强；专业技术力量较为短缺；近视防控意识有待提升；筛查数据缺乏有效整合；重筛轻治现象突出；行为干预是近视防控难点。

下一步工作建议：为促进儿童青少年的眼健康,需要进一步完善儿童青少年近视防控体系、提升眼健康服务水平：加强政府统筹,落实部门职责；完善考核机制,强化绩效评估；加强市场监督,规范行业行为；强化学科建设,培养人才队伍；加强联防联控,规范用眼行为；坚持应筛尽筛,防控节点前移；瞄准防控难点,加强行为干预；规范科学诊疗,提升服务能力；加大监测力度,创建友好环境；坚持科技创新,增强防控效能；加大科普宣教,提升防控意识。

关键词：儿童青少年　近视防控　眼健康　近视筛查　综合防控

目　录

表目录

图目录

第一章

研究背景

近视是发达国家成人和儿童屈光不正的最常见原因[1]，也是发展中国家失明的主要原因[2]。近视患病率在世界范围内不断增加，世界上大约 1/6 的人患有近视。高度近视影响了东亚地区高达 20% 的中学生[3]以及 80%～90%的高中毕业生[4]。在欧洲白人人群中，近视患病率相对较低，10 岁儿童近视率约为 3%～5%[5]，12～13 岁青少年近视率约为 20%[6]。预计到 2050 年，全球 49.8% 的人口（约 47.6 亿人）将患有近视，其中 19.7% 可能患高度近视（9.38 亿人）[7]。随着全球儿童青少年近视率的持续上升，儿童青少年视力健康已成为社会倍受关注的公共卫生问题之一。

近视是指经过眼球屈光系统的外部平行光线无法聚焦在视网膜特定位置所造成的屈光不正现象[8]。视力不良是一种常见疾病，严重影响了儿童青少年的生活质量。儿童青少年视力不良的原因多见于近视、远视、散光等屈光不正以及其他眼病（如弱视、斜视）。世界卫生组织的报告表明，屈光不正是全球视力损害的第一大原因和视力丧失的第二大原因，43% 的视力损害可归因于屈光不正[9]。近视会给社会带来重大的经济负担，并对人群生活质量产生不利影响[10]。根据 Smith 等（2009）的一项研究，未经矫正的屈光不正导致全球每年的经济损失达 2690 亿美元[11]。高度（或病理性）近视会导致视网膜退行性病变、视网膜脱离、原发性开角型青光眼、早发性白内障和黄斑变性，造成严重视力障碍和失明[12-13]。

近年来，我国近视率一直居高不下，呈低龄化、重度化趋势。根据 2018 年教育部基础教育质量监测中心发布的《中国义务教育质量监测报告》，我国小学四年级学生的视力不良发生率为 36.5%，八年级近视率为 65.3%。国家卫生健康委指出，2020 年全国儿童青少年近视率为 52.7%。习近平总书记对青少年视力健康问题给予了高度关注，在 2018 年 8 月提出要深化教育改革，制定出一套行之有效的综合治理方案，并将其付诸实施，让全社会都参与进来，一起保护孩子的眼睛。为此，教育部、国家卫生健康委等八部委联合发布了《综合防控儿童青少年近视实施方案》，明确提出要在 2023 年前实现我国儿童青少年近视率每年下降 0.5 个百分点；到 2030 年，全国儿童青少年新发近视率有较大幅度下降，使 6 岁以下儿童近视率低于 3%，将小学阶段的近视率控制在 38% 以下，初中阶段的近视率控制在 60% 以下，高中阶段的近视率控制在 70% 以下的目标，实现儿童青少年视力健康总体水平较大幅度的提高[14]。

开展儿童青少年近视防控，有效控制儿童青少年近视发生率，提高深圳市儿童青少年眼健康水平，是落实和贯彻习近平总书记对中小学生近视问题重要批示精神的重要举措。深圳市于 2019 年正式启动儿童青少年近视防控项目，市委和市政府高度重视儿童青少年近视防控工作，坚持改革创新、先行先试。在全市建立了近视筛查、复诊联盟，搭建了近视防控大数据平台，该工作取得了阶段性进展，为打造健康中国"深圳样板"和探索近视防控"深圳模式"提供重要支撑。自项目开展以来，面向全市儿童青少年开展近视筛查和干预工作。2019 年，深圳市 A 区中小学近视检出率为 45.01%。2020 年，深圳市 A 区中小学近视检出率为 46.79%，较 2019 年上升 1.78 个百分点，其中小学近视检出率为 32.56%，初中近视检出率为 73.52%，高中近视检出率为 82.64%。近视检出率随着年级的升高而增加，尤其是从小学三年级开始，突增明显。2019 年深圳市 A 区视力不良检出率为 61.80%，2020 年深圳市 A 区视力不良检出率为 60.80%，在新型冠状病毒感染疫情常态化防控背景下，深圳市近视率上升幅度远低于全国水平（11.7%）。

综上所述，在全国儿童青少年近视率持续升高的背景下，本书系统梳理了儿童青少年近视防控国内外研究，综合运用定性与定量分析方法，整理和分析深圳市儿童青少年近视防控工作的成就与不足，提炼出儿童青少年近视防控的"深圳模式"。本文通过分析儿童青少年近视防控的政策文件、近视筛查数据、关键知情者访谈等方法，总结深圳市儿童青少年近视防控成效，评价防控效果。开展专家咨询，提出进一步完善近视防控工作建议，为全国各地的近视防控工作提供借鉴和示范。

第二章

国内外研究综述

一、全球儿童青少年近视现状

儿童青少年近视是全球性的公共卫生问题。儿童青少年近视率持续增加[15]，据此估计，2050 年全球近视人群规模将会达到 47.58 亿人，占全球总人口的 49.8%，其中高度近视人数约有 9.38 亿人[7]。随着社会经济的发展，全球近视呈现出患病率上升和发病年龄提前的趋势[13, 16]。因此，探究近视背后的风险因素是重要的课题。

（一）种族差异

儿童青少年近视患病率在全球范围内呈现出明显的种族差异性，主要体现在亚裔，特别是东亚地区儿童青少年，近视患病率远高于白人和非洲儿童青少年。多项儿童青少年近视率的种族差异研究显示，东亚儿童青少年的近视患病率是欧洲同龄人的 2 倍以上[17-18]。French 等（2013）的研究结果显示，12 岁、17 岁亚裔青少年近视患病率分别为 42.7%、59.1%，远远高于同龄欧洲白人（8.3%、17.7%）[19]。在 2005 年第 3 次韩国国民健康和营养调查（KNHANES Ⅲ）中，1 ～ 6 岁儿童近视患病率为 1.1%，7 ～ 12 岁年龄组为 23.1%，13 ～ 15 岁年龄组为 40.7%，16 ～ 18 岁年龄组为 45.7%[20]。Dong 等（2020）研究指出，中国儿童青少年近视患病率大约是白人或非洲儿童青少年的 2 倍[21]。美国加利福尼亚州的一项研究也报告了近视患病率的种族差异，与东亚儿童相比，白人儿童青少年的近视患病率较低[22]。Rudnicka 等（2016）发现，随着年龄的增长，近视患病率的增加因种族而异，东亚人的患病率最高，在 15 岁时达到 69%（新加坡华人为 86%）；非洲黑人的患病率最低，15 岁时为 5.5%；在过去 10 年中，白人近视患病率随时间变化增幅很小，而在东亚人中增加了 23%[23]。由此可见，亚裔人群，尤其是东亚儿童青少年的近视患病率远高于其他人群。

（二）年龄差异

在年龄差异方面，随着年龄的增长，近视患病率不断上升，且在学龄期发生率更高，呈现发病年龄提前的趋势[13, 16]。用眼时间长、户外活动时间短、睡眠不足等因素促进了近视的发生发展[24]。Logan 等（2011）通过随机调查 2900 名 6 ～ 13 岁欧洲、南亚和非洲儿童发现，年龄较大的儿童近视程度较高[25]。一项对 3009 名 6 ～ 72 个月的新加坡华人儿童进行的横断面研究分析发现，儿童的年龄每增加 1 个月，SER（等效球镜度）增加 0.01 D[26]。

儿童青少年近视的发展速度和变化率在不同年龄段有所差异。已有研究证实，近视在低龄儿童发展迅速，在学龄期发病率较高[27-28]。Goldschmidt 等（2014）的研究结果显示，高强度学习是近视的危险因素，年龄较小的学生比年龄较大的学生更容易患近视[29]。McCullough 等（2016）调查英国 6 ～ 7 岁和 12 ～ 13 岁的 1068 名儿童发现，6 ～ 7 岁儿童比 12 ～ 13 岁儿童更容易患近视，且 SER 在 6 ～ 7 岁比在 12 ～ 13 岁变化率更大[30]，这与其他白人和亚洲儿童人群中报告的结果相似[19, 27, 31]。总体来说，学龄期（6 ～ 13岁）是近视的高发期，近视发展迅速，需要采取措施加以控制和干预。

（三）性别差异

与男童相比，女童更容易患近视和高度近视。Pärssinen 的研究显示，芬兰儿童 SER 年平均变化为 −0.55 D，女童的进展速度明显快于男童[32]。Saw 等（2005）的研究指出，与男童相比，新加坡女童的近视发病率更高（13.2% *vs.* 15.2%）[27]。French 等（2013）报告了澳大利亚年龄较大的儿童（基线年龄为 12 ～ 13 岁）中女童的近视患病率较高，但年龄较小的儿童（基线年龄为 6 ～ 7 岁）中男、女人群之间没有显著差异[19]。在中国[33]、印度[34]、马来西亚[35]，南非[36]和智利[37]开展的研究表明，女童的近视患病率高于男童。Rudnicka 等（2016）研究发现，在白人和东亚人中，近视性别差异在大约 9 岁时出现，并且随着年龄的增长变得更加明显，到了青春期后期，女性近视患病率是男性的 2 倍[23]。Ye 等（2015）报告，汉族女性近视率高，可能是与高度近视相关的 *rs9307551* 基因相关[38]。另一方面，近视发生率存在着性别差异，可能是由性激素水平不同所致[39]。此外，通常认为与男童相比，女童更多时间花在教育和近距离相关活动上，而在户外活动上花费时间相对较少[40]。

（四）地区差异

全球近视患病率区域差异明显。在亚洲地区，特别是东亚地区，近视患病率超过80%；但在非洲、欧洲、澳大利亚和北美的人口中，近视患病率较低[41-42]。综合来看，东亚和西方国家儿童近视患病率分别为80%～90%[43]和2%～29.4%[13]，预计这一差异未来还会增加[7]。在新加坡、韩国、中国等东亚国家，儿童近视率急剧上升[43]，且发病较早，小学早期患病率超过20%[16, 44-45]，青少年近视患病率超过80%[16, 44, 46]。一项新加坡的研究报告称，7岁儿童等效球镜3年累积进展2.40 D，8岁儿童为1.97 D，而9岁儿童为1.71 D[27]。相比之下，英国6～7岁儿童SER年进展为0.13 D，美国6～11岁儿童为0.50 D，澳大利亚小学生为0.16 D[19, 47-48]。近视发生率在不同区域之间也有较大差异。同为华人，新加坡的华人近视发生率为29.0%，悉尼只有3.0%[49]。在同为白人的情况下，英国白人的近视患病率为29.4%[25]，而悉尼地区近视患病率为4.6%，北爱尔兰为15.0%[50]。由此可见，全球儿童青少年近视的分布呈现出地区差异，亚洲地区，尤其是东亚地区一些国家，人群近视率显著高于其他地区。

（五）城乡差异

全球儿童青少年近视患病率存在明显的城乡差异，城市生活的儿童青少年近视率一般高于农村地区。Ip等（2008）研究发现，近视患者更多生活在城市地区，由于开放空间较少，人口密度较大，城市人群参加体育和户外活动的时间较短[51]。Rudnicka等（2016）发现，来自城市环境的儿童近视率是来自农村环境的儿童近视率的2.6倍，对于除白人以外的所有种族群体，城市环境均与近视风险增加有关，尤其是非洲黑人、南亚人和东南亚人群[23]。韩国的一项研究也报告了类似的结果，与农村地区相比，城市儿童近视风险增加了52.0%[20]。

居住在城市的儿童比生活在农村的儿童近视率更高，可能的解释包括更拥挤的环境、更强调教育以及在户外花费的时间更少而在室内花费的时间更多[42]。受教育时间过长也与近视有关，最初接受正规教育的年龄越小，近视的风险就越高。在一些东亚国家，年轻人对教育的重视可能是近视的促进因素[49]。在新加坡，2～3岁的儿童在正式的学校教育开始前便积极参加学前教育课程[52]。相比之下,在近视患病率较低的非洲人口中,大多数儿童直到 6 ～ 8 岁才开始接受正规教育,且识字率较低[53-54]。

二、中国儿童青少年近视患病率

东亚年轻人群的近视患病率是欧洲同龄人的 2 倍多[30, 55],而我国是世界上近视患病率最高的国家之一,特别是我国儿童青少年近视患病率呈逐年上升趋势,影响儿童青少年的身体健康。国家卫生健康委发布的信息显示,2020 年,我国儿童青少年总近视率为 52.7%。近视患病率逐年上升,与 2008 年相比,2020 年 7 ～ 12 岁群体的近视患病率从 25.3% 上升到 32.8%,16 ～ 18 岁群体的近视患病率从 48.4% 上升到 58.7%。随着年龄增加,近视进展迅速,儿童青少年近视患病率在小学早期为 20.0%,17 岁学生群体为 80.0% 左右[44, 56-58]。一项研究估计,到 2050 年,中国儿童青少年的近视患病率约为 84.3%[21]。可见,我国儿童青少年近视现状不容乐观,亟须实施可行、有效的干预措施来扼制儿童青少年近视的发生发展。

(一)年龄差异

在年龄差异方面,与全球近视患病率的年龄特点一致,中国儿童青少年的近视患病率随着年龄的增长而增加,尤其在学龄期。亢泽峰等(2016)的研究显示,1989—2014 年我国小学、初中和高中的近视患病率分别为 22.53%、51.07% 和 65.44%[59],年级越高,近视患病率越高。Dong 等(2020)研究发现,中国 7 岁以下的儿童近视患病率为 4.7%,高度近视患病率为 0.2%,16 ～ 18 岁的青少年近视和高度近视患病率分别达到 56.2% 和 15.1%[21]。

中国儿童近视的发展速度在不同年龄段有所差异,从小学到初中进展迅速,尤其低年级阶段是近视发生发展的关键时期[60]。Guo 等(2016)报告广州市一年级、三年级和九年级近视患病率分别为 0.2%、38.8% 和 68.4%[61]。台湾的一项研究表明,1983—2000 年一年级学生的近视患病率从 5.8% 增加到 20.4%,增加了 3.5 倍[16]。Li 等(2018)对居住在中国西南地区的 2432 名一年级和 2346 名七年级学生进行调查发现,一年级学生近视年发生率为 33.6%,七年级学生为 54.0%。一年级学生的近视进展为 −0.97 D,七年级学生为 −1.02 D。1 年后,基线眼轴长度每增加 1 mm,一年级学生患近视的风险增加 28.0%,七年级学生患近视的风险增加 22.0%[62]。因此,针对我国低龄儿童开展近视防控尤为重要。

（二）性别差异

在性别差异方面，与全球近视患病率的性别分布特征一致，中国女性的近视患病率普遍高于男性[63]。Zhao 等（2000）在北京市顺义区开展的学龄儿童屈光不正研究中发现，男性的近视年发病率为 10.7%，女性为 16.7%[64]。Yang 等（2007）对台湾北部 203 所学校中的 53 053 名学生进行了调查分析，结果显示女性的近视患病率高于男性[65]。在 4789 名北京中学生的近视情况调查中发现，较高的近视患病率与女性密切相关（OR = 1.31）[18]。Dong 等（2020）对 1998—2016 年开展的 22 项研究报告分析发现，我国 3 ~ 19 岁儿童青少年中，女性近视患病率普遍高于男性（42.2% *vs.* 37.7%），且女性更容易患高度近视[21]。因此，我国开展近视防控工作中，对女性群体应该给予重点关注。

（三）地区差异

近视患病率在中国青少年群体内部存在明显的地区差异。亢泽峰等（2016）研究显示，中国北方、南方、西部地区青少年近视患病率分别为 29.8%、40.0%、42.8%，北方青少年近视患病率低于南方[59]。Zhou 等（2016）研究发现，中国西部地区儿童近视患病率与进展程度都高于中国的其他地区[66]。然而，也存在未观察到这种显著差异的研究。例如，Dong 等（2020）研究发现，中国北方和南方的近视患病率相似（38.4% *vs.* 37.2%），且无显著的统计学差异[21]。由此可见，现存研究对我国近视流行地区差异这个问题仍有争议，有待进一步的调查与分析，特别是需要基于人群的大数据分析。

（四）城乡差异

随着我国社会经济的发展和城市化进程的推进，城市地区的近视发病率也在增加，乡村地区学生近视率低于城市地区学生。Yang 等（2007）在台湾学生群体中分析发现，近视患病率在不同城市化水平的地区存在显著差异，居住在城市地区的儿童近视患病率高于居住在农村地区的儿童[65]。Dong 等（2020）研究发现，城市地区的近视发生率显著高于农村地区（48.8% *vs.* 31.9%）[21]。造成这一现象的原因也许是农村地区的学生课业负担比较轻，看电视的时间比较少，而且户外活动比较多[67]。

（五）深圳市儿童青少年近视患病率

多项研究发现，深圳市儿童青少年近视患病率较高。Zong 等（2021）采用分层整群抽样方法抽取了中国深圳市 14 所学校共 30 188 名学生，采用标准化问卷收集其人口学特征和近视情况。结果显示，深圳市儿童青少年自述近视率为 49.8%，小学生、初中生和高中生近视率分别为 25.6%、62.4% 和 75.7%，均显著高于全国水平[68]。Wang 等（2021）采用随机整群抽样的方法，选取深圳市宝安区 6 个街道 14 所学校的 26 618 名儿童青少年（年龄为 12.37±3.49 岁）为研究对象，调查结果显示深圳市儿童青少年的近视总患病率高达 49.4%。另外，不同群体之间的近视患病率也存在差异。在控制相关混杂因素后，与父母外出务工 1 ～ 2 年家庭的儿童青少年相比，外出工作 6 年以上家庭的儿童青少年发生近视的风险更高[69]。Guo 等（2017）调查了深圳市 8 所代表性幼儿园中共 1127 名 3 ～ 6 岁学龄前儿童，其平均 SER 为 1.37 ～ 0.63 D，近视患病率从 3 岁时的 0 上升到 6 岁时的 3.7%，6 岁以下儿童近视患病率总体较低[70]。

三、儿童青少年近视的影响因素

影响近视发生发展的因素多种多样，且机制复杂。人眼屈光系统会根据用眼情况调节眼轴长度，使外界物体刚好在视网膜成像，长时间持续不恰当的用眼行为（例如，超负荷近距离用眼、视屏时间过长、光线不足等）会引起屈光系统功能紊乱，使外界物体成像落在视网膜前，引起远视力下降，进而形成近视[71]。儿童青少年近视的发生一般是由个体、家庭、学校、社会等多种因素共同作用引起的[72]，主要包括以下几方面。

（一）遗传学因素

父母近视与孩子近视密切相关[73]。近视父母的孩子更容易患近视，而且父母近视越严重，孩子患近视的风险就越高[74-75]。Ip 等（2007）的研究结果表明，在父母都近视的情况下孩子的近视风险高达 43.6%；如果父母一方患有近视，那么孩子的近视风险为 14.9%；在父母都无近视的情况下，孩子患近视风险显著降低到 7.6%[76]。在澳大利亚，近视父母的儿童发生近视的风险比父母不近视的儿童风险高 3.16 ～ 3.33 倍[19]。Low（2010）对新加坡儿童青少年（$n = 3009$）进行调查发现，父母都近视的儿童比父母不近视的儿童更容易近视，并且 SER 值显著较高[26]。Xiang 等（2012）调查中国广州市的 4364 名 5～15 岁儿童发现，儿童近视患病率明显高于其父母（15 岁儿童为 78.4%，而父母为 19.8%），父母一方近视的儿童近视率为 88.9%，父母都近视的儿童近视率为 83.3%，父母都不近视的儿童近视率为 68.2%[77]。

　　具体来讲，近视的发生与染色体的遗传变异以及特殊基因位点有关。目前已有几项近视遗传学研究通过使用全基因组关联研究方法，调查并确定了不同染色体中与眼轴长度和近视 / 屈光不正相关的遗传变异[78-80]。近视的发生可能与 30 个左右的基因位点有关，高度近视与其中 13 个基因位点相关[81]。有研究指出，教育水平可能会影响最近发现的 3 个基因位点与屈光不正之间的关联，在受教育程度较高的受试者中，近视的遗传效应明显更大[82]。

　　同时，部分研究也揭示了"基因-环境"的相互作用。Jones 等（2007）发现，父母近视的儿童通过增加体育和户外活动的参与，可以部分降低儿童近视风险[83]。Xiang 等（2012）调查中国广州市的 4364 名 5～15 岁儿童发现，父母受过高等教育的儿童近视率为 85.3%，父母受过中学教育的儿童近视率为 73.3%，而父母受教育程度更低的儿童近视率则为 60.0%[77]。Guggenheim 等（2007）评估家庭因素对儿童近视的影响发现，家庭因素（共同的基因）和环境是影响儿童近视的重要因素[84]。近视患病率迅速变化通常与社会环境变化有关[85-87]，例如，Xiang 等（2012）的研究表明，广州市几代人的近视患病率大幅度上升，无论父母是否近视，广州市许多孩子都会近视[77]。广州市的学校招生数据表明了这几代人之间发生了重大转变：在父母一代中，一小部分父母没有读完小学，只有大约 10% 的人完成了高中学业并继续接受高等教育，而如今我国施行九年义务教育，12 年教育的完成率也接近 100%，至少 80% 的学生接受不同形式的继续教育。因此，受教育水平等社会环境因素的影响，近视率在各代人之间差异较大。

（二）近距离用眼

　　除了遗传因素外，环境也是近视发生的重要因素[2]，其中近距离工作（例如，学习、阅读、看电视和使用计算机等）在较早的研究中已被确定为可能导致近视的环境风险因素[88]。2014 年，据经济合作与发展组织（OECD）统计，在平均年龄 15 岁的上海学生中，其 1 周平均家庭作业时间为 14 小时，英国和美国学生花费在家庭作业上的平均时间分别为 5 小时和 6 小时。长时间近距离用眼，屈光系统处于紧张状态，睫状肌长时间不断收缩，使眼轴变长，最终导致视力下降[89]。相关研究表明，近距离工作时间、电子产品的使用、不正确的读写姿势以及年龄因素均可能影响近距离工作与近视之间的关系。

首先，近距离工作持续时间延长，更容易导致近视[90]。来自动物实验的证据表明，长时间近距离工作期间的调节滞后会引起视网膜上的远视性离焦，这可能会导致眼轴过度增长和近视[91-92]。Ip 等（2008）研究发现，儿童青少年近视与持续阅读时间、近距离阅读（距离小于 30 cm）相关[93]。Saw 等（2002）还发现，近视与每周阅读时间有关[88]。澳大利亚的一项队列研究表明，患有近视的小学生更有可能花更多的时间学习和阅读[94]。悉尼近视研究项目组（SMS）对 12 ～ 13 岁的儿童进行了调查，发现连续阅读超过 30 分钟和近距离阅读小于 30 cm 是导致近视的危险因素[95]。新加坡近视风险因素队列研究（SCORM）评估了 7 ～ 9 岁儿童眼健康状况，发现每周阅读 2 本以上图书的儿童比每周阅读少于 2 本图书的儿童更有可能发生近视[88]。中国北京地区的一项横断面研究也表明，高中生近视患病率较高与近距离阅读相关[18]。这些都说明了儿童青少年近视的发生发展与近距离工作高度相关。

其次，电子产品的使用会增加近视发生的风险。随着科技的进步，儿童青少年将越来越多的时间花费在看电视、玩手机、打电子游戏等方面，智能设备屏幕使用时间大幅度增加。既往文献分析结果显示，无论是单独使用手机还是与计算机屏幕结合使用，都可能会增加近视风险[96]。每天过久、频繁使用电子设备是导致儿童青少年近视的重要危险因素[97-98]。由于屏幕使用通常发生在室内，儿童青少年暴露于室外环境的活动减少，可能进一步加剧近视的发展[99]。控制近视进展的重要措施之一是缩短电子屏幕使用时间[100]。

另外，读写姿势不正确也与近视有关。每天室内工作超过 3 小时，持续阅读和学习（超过 1 小时），近距离用眼（≤ 3 m 看电视，< 20 cm 读书），不当的坐姿（歪头写字），均增加近视发生风险。针对我国小学生调查也表明，不正确的阅读行为习惯、躺着看书、光线不足等不良习惯均与近视发生相关[101]。

近距离用眼时间对近视形成的影响受到年龄的调节作用。French 等（2013）研究发现，近距离用眼时间对近视的影响仅在年龄较小组（6 岁组）有差别，在年龄较大组（12 岁组）中没有差别[94]。由此可见，近距离用眼时间长对年龄较小的儿童青少年近视发病的影响是显著的。

　　然而，在多大程度上近距离用眼对于近视的形成有影响，仍然有争论。Jones Jordan 等（2012）对儿童青少年近视患者（$n = 835$）进行了 1 年的追踪研究，结果显示，每周阅读时间过长与近视加深显著相关[102]。Low 等（2010）对 3009 名新加坡华人儿童进行了一项横断面研究，发现近距离用眼与近视没有显著关系[26]。Gwiazda 等（2003）的研究表明，在改变近距离视物状态之后，近视的进程并没有得到显著的改善，这也表明近距离工作可能与近视发展间的关联并不明显[47]。所以，对于近距离用眼在近视发生中的影响及其机制，仍需进行更深入的研究。

（三）户外光照

　　户外光照的暴露与儿童青少年近视的发病率和患病率有关。一些证据表明暴露在户外光照下可以减缓近视的发展[83, 103-105]。有研究表明，不近视儿童每日的可见光暴露量为 1272±625 lx，明显高于近视儿童（915±519 lx）[106]，儿童接受阳光照射的累计时间越长，眼轴的生长速度越慢[107]。Donovan（2012）的一项研究表明，在冬天人们的眼轴普遍生长速度更快，近视进展速度高于夏天[108]。Ho 等（2019）通过对 13 项儿童青少年（$n = 15\,081$，年龄 4 ～ 14 岁）近视研究分析发现，户外光照使近视发生率降低 50.0%，SER 降低 32.9%，眼轴伸长降低 24.9%，每日户外光照时间超过 120 分钟是最有效的干预[15]。英国剑桥大学进行的一项研究显示，每周在户外多待 1 小时的儿童患近视的风险降低 2.0%，每天暴露在户外光照下的时间每增加 1 小时，患近视的风险就会降低 13.0%[109]。动物实验研究也证明增加环境照明可以减缓小鸡、猕猴和树鼩的形觉剥夺性近视，并且在室外阴凉处也可以减缓小鸡和树鼩近视[110-111]。

　　一些研究解释了户外光照对近视控制作用的潜在机制。首先，在户外环境中，眼睛可以凭借较大的视野范围来调整睫状肌的张力，眼睛不容易发生疲劳[112-113]。其次，户外高照度的刺激可导致眼睛瞳孔收缩增强，从而延迟近视的进展[111]。无论在何种强度的阳光照射下，不近视人群的视力均可得到保护[114]。再者，色度及光谱对近视的抑制也有一定的作用。在动物实验中，红光照射的豚鼠比蓝、白光照射的豚鼠 SER 向近视进展近 2.50 D（$P < 0.01$）[115]。在鸡群中也发现类似的现象[116]，提示短波蓝光照射对近视有一定的防治作用。因为太阳光以蓝色为主，所以户外活动对近视的控制作用很可能是与太阳光中的光谱有关系。大量人群调查及相关

文献显示，太阳光的紫外线可促进人体内维生素 D 的合成，进而能够调节巩膜生长，起到延缓近视的作用，对视力有一定的保护作用[3, 112, 117]。一项横断面调查表明，近视人群血液中维生素 D 含量比不近视人群低得多（67.6 nmol *vs.* 72.5 nmol，$P = 0.003$）；与维生素 D 充足的人相比，缺乏维生素 D 的人更容易近视（OR 2.07，95% CI 1.29～3.32，$P = 0.002$）[118]。需要注意的是，Xiong 等（2017）对 2002—2015 年开展的 25 项与户外光照时间和近视相关的研究进行元分析发现，户外光照仅对不近视的个体有效，因此，户外光照对近视患者的影响需要进一步研究[119]。

（四）户外活动

在探讨儿童青少年近视发展影响因素的既往研究中，讨论最多的是户外活动。户外活动不仅包括户外休闲活动，还包括户外体育运动。对儿童和青少年而言，他们的日常身体活动以户外活动为主，这是预防近视、缓解近视发展的重要保护因素之一[120]。

1. 户外活动时间

户外活动时间与近视关系紧密。一项国外追踪研究发现，视力正常儿童每周参与户外活动的时间为 11.65±6.97 小时，而近视儿童只有 7.98±6.54 小时，这说明户外活动的时间越短，发生近视的概率越大[83]。Wu 等（2013）招募了 571 名中国台湾学生，其中 333 名学生（户外组）被鼓励在课间休息时外出，而其余学生（对照组）则没有特别干预，结果发现户外组的近视发生率低于对照组（8.4% *vs.* 17.7%）[121]。在荷兰、澳大利亚、印度等国开展的调查均显示，户外活动较少与儿童青少年近视的形成和发展有很大关系[122-123]。Jones 等（2007）的研究发现，如果每周户外活动时间增加到 5～14 小时或更多，近视的概率会减少 1/3[83]。Sherwin 等（2012）研究表现，每周额外增加 1 小时的户外活动可以使近视的发病率下降 2.0%，每天暴露在户外光照下的时间每增加 1 小时，患近视的风险就会降低 13.0%[124]。需要指出的是，室内活动对近视没有影响，对视力起保护作用的关键是户外活动[49]。Guggenheim 等（2012）发现，相较于单独的体育运动时间，户外时间延长对视力具有更大的保护作用[125]。来自悉尼的近视研究表明，室内运动与近视无显著性关联，而户外运动和户外休闲活动与近视却存在关联，因此，对预防近视起作用的关键因素是户外时间而不是参与运动[126]。

对我国不同地区儿童青少年的近视状况和影响因素的调查研究表明，

户外活动时间与近视密切关联。Guo 等（2017）通过对北京市小学一年级学生的追踪调查发现，年龄增长、眼轴长度增长、户外活动减少、室内学习时间增多均与近视的发生存在相关性[127]。Sun 等（2018）对青岛市3753 名中小学生展开了一项横断面调查，结果显示学生在学校里所花的时间越长，近距离学习的时间就越多，而参加户外活动的时间就越少，因此，增加户外活动时间是预防近视的一个关键措施[128]。Ku 等（2019）基于台湾地区 1958 名 7 ～ 12 岁儿童的队列研究，分析发现每日补课 2 小时以上会加速近视进展，可能的原因是学习时间增加，户外活动时间相应减少[129]。与欧美等发达国家相比，我国儿童青少年的学习压力大，户外活动时间短。

除此之外，户外时间还可能与近距离用眼产生交互作用，影响儿童青少年近视的发生发展。Rose 等（2008）研究了近距离用眼和户外时间之间的相互作用，发现近视患病率最高的是长时间近距离学习合并短时间户外活动的学生[95]。来自悉尼和新加坡华裔儿童的调查结果显示，悉尼 6 ～ 7岁儿童近视患病率（3.3%）显著低于新加坡（29.1%），虽然悉尼的儿童每周阅读更多书籍，并且进行更多的近距离工作，但是悉尼的儿童花在户外活动上的时间更多，这是影响两个地区之间近视患病率差异的重要因素[49]。

但也有研究表明，儿童和青少年户外活动时间与近视之间的关系并不密切。Saw 等（2002）发现，尽管近视儿童花在户外的时间较少，但在考虑其他因素后，这种关联在统计上并不显著[24]。Zhang 等（2010）在单因素或多因素分析中均未发现户外活动时间与近视相关[130]。在广东地区收集 998 例青少年（14.6±0.8 岁）数据发现，未见户外运动时间与近视有明显相关[131]。Low 等（2010）收集了新加坡 3009 名华裔儿童的数据，结果显示近距离工作、户外活动时间与近视之间没有明显的关系[26]。Lin 等（2017）对邯郸地区 572 例（10.6±2.5 岁）儿童青少年进行调查，结果表明近视人群和不近视人群在户外活动的时间上没有明显的区别，而延长户外活动时间只起到了轻微的视力保护作用[132]。在上述不同的研究中，户外活动时间与近视关联性结果不一致的原因可能包括以下几个方面：不同的研究设计、近视的判断标准存在差异，这都可能会对多因素回归分析的结果造成影响[133]，此外，户外活动的测量工具不同，可能会得出不一致的结果[134]。

2. 户外活动强度

户外活动强度与儿童青少年近视之间没有发现相关性。Guggenheim 等（2012）在研究中记录户外活动强度，结合问卷调查，发现户外活动时间是近视发生的独立因素，近视与户外活动强度没有关联[125]。来自丹麦的研究团队记录了研究对象（2～8岁）在7年内的户外活动强度，结果发现，户外活动强度与屈光度进展及眼轴长度没有明显的关系[135]。Thykjaer等（2017）在对相关文献进行了系统回顾之后得出结论，到目前为止，并没有任何证据表明户外活动强度是近视发生的独立影响因素，户外活动时间仍然是一个重要的影响因素[136]。

（五）睡眠时间

睡眠时间会对近视产生影响。研究表明，睡眠时间短会增加中小学生近视风险[137-138]。在台湾的一项研究表明，缺乏睡眠是导致儿童青少年近视的一个主要原因，每天睡眠时间5～6小时的6～18岁儿童青少年的平均SER为−3.14 D，远远小于每天睡眠时间在7～8小时的儿童青少年，前者患近视风险要明显高于后者[139]。对韩国3625名12～19岁的儿童青少年进行调查发现，每晚睡眠时间超过9小时的人群的近视率比每晚睡眠时间少于5小时的人群低41.0%，中重度近视儿童青少年每天睡眠时间不到7小时，轻度近视儿童青少年每天睡眠时间只有7.2小时，比视力正常儿童青少年的7.4小时低[140]。一项以北京市6～18岁儿童青少年为对象的调查表明，睡眠时间与近视高度负相关，每天睡眠时间少于7小时的儿童青少年近视患病率为68.5%，高于每天睡眠时间多于9小时的儿童青少年近视患病率（34.8%）[141]。

睡眠障碍与近视的关系还没有统一的认识。日本一项关于278名10～19岁儿童青少年的研究表明，高度近视的儿童青少年和那些有正常视力的儿童青少年相比，入睡的时间要晚74分钟；近视屈光度越高，睡眠障碍越严重[142]。对北京市1902名9～11岁儿童青少年的调查表明，与正常视力儿童青少年相比，近视儿童青少年对睡眠的抗拒程度更高，且更易发生睡眠障碍[143]。另外，目前也有少量研究表明，近视与睡眠障碍之间的关系并不密切。一项研究以云南省墨江地区的2346名七年级学生为研究对象，采用倾向系数匹配方法，并未发现近视与睡眠障碍之间存在显著的相关关系[144]。

（六）照明条件

关于室内照明对近视预防效果的研究结果不一。You等（2016）指出，在阅读和写作时选择适当的照明环境对近视发生率没有显著影响[145]。然而，在一项涉及317名中国学生的非随机对照试验中，Hua等（2015）

重建了教室的照明系统以增加照明，结果发现干预组近视发病率有所降低（4.0% *vs.* 10.0%，$P = 0.029$），增加室内光照暴露可使眼轴增长减缓（0.20 ± 0.11 mm *vs.* 0.27 ± 0.10 mm，$P = 0.0001$）[146]。还有研究表明了学校的采光和照明对近视的作用，采光和照明不合格教室的学生近视率高于合格教室学生的近视率[147]。一项研究对云南省墨江地区 2346 名初中学生进行问卷调查，结果显示，相对于白炽灯和日光灯组，LED 灯组学生的近视发生率更高，眼轴更长[148]。还有相关研究通过对小鼠屈光状态与光照环境的相关性进行实验，结果表明低光照（1 ～ 50 lx）和黑暗（＜ 1 lx）均会引起眼轴延长，引起近视，而高光照（1000 ～ 2800 lx）则会延迟近视的发展[111]。

（七）体育锻炼

体育锻炼，特别是适度运动[149]，对预防近视有重要意义[150-152]。每日运动时间超过 60 分钟，可明显减少青少年近视发生[153]。国外的研究也表明，运动和儿童青少年的近视有一定的相关性。Jacobsen 等（2008）对丹麦哥本哈根大学 156 名学生进行了 2 年随访，发现体育锻炼与近视的屈光进展呈显著负相关，提示体育锻炼可以预防近视的发生发展[154]。Jones 等（2006）的研究表明，与近距离阅读相比，体力活动对近视的影响更大[155]。美国 Orinda 近视纵向追踪研究（OLSM）的随访结果表明，近视青少年 1 周运动次数明显少于正常视力人群，运动次数越多，近视的发病率就越低[74]。Khader 等（2006）也有相似的结果，运动与近视有明显的负相关[156]。近视人群的户外运动次数明显少于非近视人群[157]，户外运动次数越少，近视风险越高[158]。在户外进行篮球、棒球、垒球等运动可以降低近视的发病率[157]，而在室内运动对屈光不止的影响并不明显[95]。

通过这些研究，我们发现运动是影响儿童青少年视力的一个重要因素，积极参与运动能对视力起到更好的保护效果。与室内运动相比，户外运动与儿童青少年的视力有更大的相关性。

（八）饮食习惯

研究结果表明，不同的膳食结构对近视的形成和发展有一定的影响。视力的发育主要是指视觉器官和视神经的发育。偏食、挑食、喜欢吃甜食和油炸食品、食物太精细等，容易引起近视；如果饮食结构不合理，会导致人体缺少多种维生素和微量元素，并对眼睛的正常发育产生影响，从而导致近视[159]。一项对 33 名活动型近视患者和 251 名静止型近视患者的饮食分析显示，静止型近视患者摄入的蛋白质更多，脂肪和碳水化合物更少，通过增加蛋白质摄入量来阻止近视的发展[160]。在另一项研究中，Edwards（1996）比较了 24 名屈光度为 0.5 D 的近视患者和 68 名非近视人群的饮食，发现近视患者的能量、蛋白质、脂肪和胆固醇摄入量较低[161]。在西方饮食模式的国家中，较多摄入高血糖负荷食物，由此产生的高胰岛素血症会通过干扰类视黄酮受体通路导致眼轴延长[162]，此外，较高的饱和脂肪和胆固醇摄入也会导致眼轴延长[163]。维生素 D 含量的变化与近视也有一定联系。多项横断面研究显示，维生素 D 缺乏者近视发病率明显高于维生素 D 正常者[118]。特别是在低龄儿童中，有研究表明，维生素 D 水平与眼轴长度呈现出显著的负相关关系，这更表明维生素 D 在近视的发病机制中可能存在着独立影响[164]。因此良好的饮食习惯、合理的饮食结构能够降低儿童青少年近视发生风险。

（九）眼保健操

眼保健操作为中国小学和初中的必修课程，自 1963 年起在中小学广泛实施，目的是缓解儿童的视力症状和预防近视。在过去 10 年中，眼保健操越来越多地引起了人们对其预防近视的关注。然而，仅有有限的证据支持眼保健操对预防近视的保护作用，其对儿童近视的影响仍不确定。一项研究纳入了 5 项研究 14 590 名参与者，评估了眼保健操与近视之间的关系，结果显示，进行高质量眼保健操的人发生近视的风险明显低于未按照方案完成眼保健操的人（OR = 0.27，95% CI 0.11 ～ 0.71）[165]。另一项研究发现，眼保健操在减缓近视进展方面的效果提高了 28.0%。当每周进行 5 次眼保健操时，近视控制效果提高到 62.0%[166]。而 You 等（2016）进行的一项队列研究报告，正确做眼保健操与近视的发生没有显著相关性[145]。一项病例对照研究也支持这一发现，在对 63 例患者和 78 例对照组进行 2 年的随访后，没有观察到眼保健操与近视进展之间的显著关联。因此，眼保健操与近视发生的相关性仍需进一步验证。

（十）社会经济因素

经济发展水平、教育水平、社会阶层等在近视进展中起着重要作用[86, 167-168]。尽管很大比例的近视病例可以用行为与生物因素来解释，但环境影响是近视患病率随时间迅速增加背后的间接驱动力。

1. 经济发展

社会经济的发展与家庭收入、生存环境密切相关，从而间接影响个体近视的发生。中国和韩国的研究表明，来自高收入家庭的孩子患近视的风险更高[18, 20]。目前国内外的研究都表明，城乡青少年近视的发病情况有一定的差异，其主要原因可能是乡村儿童接触到更多的阳光，有更长的户外运动时间。对澳大利亚 12 岁儿童的近视调查发现，郊区儿童的近视发生率为 6.9%，而城市儿童则为 17.8%[51]。在中国台湾进行的调查也表明，在城市中，近视的发展速度要快于乡村[169]。此外，社会经济环境，例如人口密度、住房结构等也可能对近视患病率产生影响。Rose 等（2008）对悉尼和新加坡的队列研究显示，新加坡的 6 ～ 7 岁华裔儿童近视患病率为 29.0%，而悉尼仅为 3.0%[49]，原因可能是新加坡的人口密度较高[170]，主要居住在高层住宅区，而悉尼人主要居住在独栋房屋中，悉尼儿童的近视率较低可能与更宽敞的生活环境有关[162]。

2. 教育水平

教育水平通常与职业和收入一起被用作社会经济地位的替代变量[171-172]，对儿童青少年近视产生影响。Rose 等（2008）对悉尼和新加坡的队列研究显示，新加坡的 6、7 岁华裔儿童近视患病率为 29%，而悉尼仅为 3%[49]，可能的原因是，在新加坡，大多数学生都参加 3 年学前班课程，而悉尼的学生有 1 年的非全日制学前班[45]。中国儿童青少年近视率高，可能也与对早期教育和考试高度重视相关[41]，中国的学生要进入大学，需要在高中结束时参加全国高考，由于大学名额竞争激烈，升学考试难度大，高中生在高中期间大量近距离用眼，而几乎没有时间进行户外活动。中国青少年研究中心报告称，中国约有 78% 的高中生每天在学校学习时间超过 8 小时[173]，只有 16% 的高中生有 1 小时的户外活动[174]，这个数字高于韩国（57% 的高中生每天学习时间超过 8 小时）、日本（1.1%）和美国（不到 1%）。

3. 社会地位

父母的社会地位显著影响儿童青少年近视的发生发展。Rudnicka 等（2008）对英国 15 ～ 16 岁青少年的队列研究显示，与来自非体力劳动阶层家庭的孩子相比，来自体力劳动阶层家庭的孩子近视患病率降低了 12%[5]。Xiang 等（2012）调查了中国广州市的 4364 名 5 ～ 15 岁儿童，结果发现，高收入组家庭的儿童近视患病率略高于低收入组，父母受过高等教育的儿童近视率为 85.3%，父母受过中学教育的儿童近视率为 73.3%，父母受教育程度较低的儿童近视率则为 60.0%；而父母的职业与儿童近视的关联较弱[77]。与此相反，Philipp 等（2022）对德国 1437 名 3～18 岁的儿童青少年进行了有关近视和父母社会经济地位的调查，社会经济地位指标由 3 个变量组成：家庭收入、父母教育程度和父母职业，研究发现社会经济地位与近视患病率相关[175]。Tideman 等（2018）发现家庭收入低、母亲的教育水平低与儿童近视患病率较高显著相关[176]。这两项研究认为可能的原因是社会经济地位较高的儿童更倾向于在户外玩耍，近距离用眼时间也较短，在用眼健康方面有放松调节的习惯和意识。此外，在调整户外活动和近距离工作时间后，关联并不显著[88, 158]，这表明社会经济地位的影响可能是由于不同近距离用眼行为和户外活动的差异所致，社会经济地位对儿童青少年近视的影响还需进一步的研究。

4. 生活方式

环境和生活方式因素（如气候、饮食、睡眠）也可能对儿童青少年近视的发展产生影响。French 等（2013）的研究显示，澳大利亚儿童在相对较短的时间内发生了早发性近视的转变，2004—2005 年接受测试的 12～13 岁儿童的近视患病率为 4.4%，而 2009—2011 年为 8.6%。这种转变归因于澳大利亚年幼儿生活方式的改变，即使用电脑和手机的时间增加，在户外玩耍的时间减少[19]。电脑、智能手机等现代数码产品的发展逐渐改变了儿童青少年的生活方式，使他们的近距离活动增加，而户外活动减少，导致全球儿童近视高发，但这些现代数码产品对视力健康的危害还有待进一步明确。此外，东亚地区的儿童青少年近视发生率较高，这与越来越大的学业压力和不断变化的生活习惯有很大的关系，户外活动的时间越来越少，室内近距离学习的负荷越来越重，这些都是造成儿童青少年近视的主要原因[3]。

5. 文化背景

文化背景对近视的影响主要体现在不同文化中的教育理念差异。据报道，与生活在同一地区的其他种族相比，华裔个体的近视患病率更高[177-179]。这种差异可能与中国文化对教育和考试的高度重视有关[41]，与西方国家不同的是，亚洲的教育体系严格，近年来中国的高考竞争异常激烈，学生的学习压力大，户外活动时间被大大压缩[64, 180]。

综上所述，近视的发生发展与先天遗传、后天成长环境等因素有关。当遗传因素（如基因）不能改变时，环境因素便成了当前近视研究与预防的重点。全面了解近视的风险因素及发病机制，有助于有效地防控儿童青少年近视发生发展，促进儿童青少年视力健康。

四、儿童青少年近视防治的公共卫生策略

近视是一种严重危害人类健康的世界性疾病，近视在儿童青少年群体中的大规模流行已成为全球性的公共卫生问题。研究表明，儿童青少年时期的近视易导致成年后发展为高度近视，近视还会导致眼部其他异常，例如青光眼、白内障、视网膜脱离和近视性黄斑变性[181]，这可能会严重损害视力[182]。研究显示，儿童青少年时期的近视不仅会影响儿童青少年生理健康，也会给其心理健康和社交能力带来负面影响，近视使儿童面临生理和心理挑战[183]，高度近视患者的生活质量往往很差[184]。近视相关的一系列疾病还会对个人和社会造成沉重的经济负担，据调查，美国因近视所致的直接费用为 39 亿～ 72 亿美元[185]，每年全世界的经济损失超过 2020 亿美元[11]。因此，如何对近视进行有效的防治是当前亟待解决的问题。

（一）国外策略

1. 新加坡做法

新加坡高中以上学历的青少年近视患病率超过 70.0%。随着新加坡近视患病率的上升，新加坡国家眼科中心（SNEC）和新加坡眼科研究所（SERI）加紧开展"近视战争"，以预防和控制近视的发生发展。新加坡健康促进委员会的调查数据显示，计划执行 6 年后，小学生近视率从 2004 年的 38% 降低到 2009 年的 33.0%，近视儿童大约减少了 12 500 人[186]。计划采取的措施包括与国际组织、其他政府机构和有关眼保健专业人员合作，推进临床研究，建立专门近视门诊以及加强公众教育。具体做法如下。

（1）与高等院校及眼科专业教授建立合作关系：2019 年新加坡国家眼科中心与新加坡理工学院签署了《谅解备忘录》。该《谅解备忘录》旨在促进新加坡国家眼科中心和新加坡理工学院之间的合作，以加强对学生的验光培训。新加坡理工学院视光学的学生及毕业生可以参加近视中心的临床实习，以提高他们视光领域的专业技能。增加眼保健专业人员学习机会，

以提高验光师的能力。这有助于为屈光不正患者提供更好、更全面的眼健康医疗服务。除此之外，新加坡国家眼科中心还与社区的眼保健专业人员（包括验光师、全科医生和综合门诊医师）建立合作伙伴关系，并与健康促进委员会一起发起重要眼健康计划。

（2）提高儿童近视认知程度：新加坡国家眼科中心发行了精美的儿童近视图画书，名为《熊猫阿曼达：户外活动可以使近视远离》。通过故事，孩子们能够以一种有趣的方式来了解近视，包括每天参加 2 小时的户外活动所带来的好处，这是减少近视并改善整体身心健康的重要手段之一。该书由近视中心的临床主任共同撰写，适合 3 ～ 8 岁的儿童。为了倡导良好的视力保健习惯，该书在新加坡的小学和图书馆中提供。

（3）建立近视中心：新加坡国家眼科中心建立近视中心，致力于预防、控制和治疗近视。近视中心位于市中心，为儿童和成人提供全面的临床服务。对于儿童，重点放在预防和控制上；对于成年人来说，着重于监测、早期发现和处理并发症。近视中心的眼保健专家利用眼保健专业知识为全民提供全面的近视干预措施。

（4）与国际近视领域专家合作：自 1990 年以来，新加坡国家眼科中心一直致力于通过临床试验以及对各种眼疾病因和治疗方法的研究推进眼健康服务。特别是在近视领域，该组织已经建立了可靠的数据系统，并通过加强科学研究为抗击近视做出努力。新加坡国家眼科中心及其研究机构与美国强生公司携手在亚洲开展了首个针对近视的合作项目。

（5）国家近视防控方案：新加坡《国家近视防控方案》于 2001 年 8 月施行，由学生健康服务中心与健康促进委员会组织实施。成立了两个委员会：国家近视防控方案指导委员会（2001 年 7 月），该委员会的成员来自教育部、社会和家庭发展部、新加坡国立大学、新加坡眼科研究所、验光师和配镜师委员会、卫生部以及新加坡验光和专业团体；近视注册管理委员会，该委员会负责为《国家近视防控方案》提供数据库支持并进行监督管理工作。为了实施《国家近视防控方案》，新加坡国家眼科中心采用了双管齐下的方法来延缓近视的发生和发展。

一是公共教育。包括以下两项公共教育策略：①对儿童（幼儿园和小学）和青少年（中学）以及主要利益相关者（父母和教师）进行针对性的视力保健教育，以营造良好的近视防控环境；②利用大众媒体向全社会传播良好的眼保健信息。由卫生部和教育部共同提出的"Nurture SG"计划再次明确父母在孩子的眼保健中起着重要的作用。2017 年 7 月，Nurture SG 工作小组出版了一本迷你手册《为一个更健康的孩子提供 5 个习惯性技巧》。

二是视力筛查。常规视力筛查是近视早期发现和干预的关键策略。新加坡每年的常规视力筛查由学生健康服务中心（SHS）负责完成。《国家近视防控方案》实施后，2002—2003 年学生健康服务中心视力筛查的范围进一步扩大，包括大约 8 万名 5 岁以下的学龄前儿童。在常规筛查中发现视力有缺陷的儿童将被转诊至健康促进委员会学生健康中心的屈光诊所做进一步评估诊断。还向有需要的学生提供睫状肌麻痹验光，以更有效地评估视力。经过进一步评估和诊断后，需要戴眼镜的儿童可获得配镜处方，并在社区的眼镜店购买眼镜。被发现或怀疑患有严重近视、弱视或其他眼部疾病（例如斜视和上睑下垂）的儿童被转诊至公立医院的眼科门诊或私人诊所的眼科门诊（家长可自主选择）。受过高等教育的学生被转介到社区的验光师，进行专业的视力评估和配镜矫正。为了照顾来自较贫困家庭的学生，根据《国家近视防控方案》启动了眼镜券基金，贫困学生将获得 50 新币的眼镜架优惠券，赞助商免费为其提供眼镜片。

（6）儿童青少年近视防控成效：在 2004—2015 年，小学生近视患病率从 37.7% 下降到 31.6%。在 2004—2007 年降幅最大，从 37.7% 降至 32.3%。2019 年视力筛查数据显示，新加坡六年级学生中有 65.0% 患有近视，儿童青少年中有 83.0% 患近视。预计到 2050 年，18 岁以上的新加坡成年人有 80.0% ～ 90.0% 患近视，而这些人中有 15.0% ～ 25.0% 可能会患有高度近视[186]。

2. 日本做法

日本学校卫生工作自明治四十四年（1911 年）开始。在日本文部下达"生理卫生的教授要目"的训令后，开始在中学和高校开展卫生教育。日本大正四年（1915 年），学生健康问题（包括近视）受到重视，文部大臣设立学校卫生会，之后日本的学校卫生保健开始快速发展。1958 年后，日本政府陆续出台了《学校保健法》《学校保健法施行令》等文件，立法保护学生的身心健康[187]。1985 年后，由于家用电视游戏机普及等原因，日本儿童视力低下的现象愈发严重。2008 年，日本政府颁布了新修订的《学校保健法》，规定学校要配置护教员，大大提高近视防治水平[188]。

日本自 1988 年就开始关注儿童青少年视力问题，对中小学生进行常规视力检查，并开展了相关研究。自 1985 年日本开始立法保护学生身心健康后，学生的近视状况有所控制。据日本官方统计网站显示，中学生的裸眼视力大于 1.0 的比例从 45.0%（2012 年）上升到 46.2%（2014 年），但之后持续下降至 40.5%（2020 年）[189]。日本的近视防控措施主要有以下几点：①学校配置护教员，负责近视预防等卫生工作；②积极开展健康用眼宣传教育；③积极维护和改善教学环境、设备，降低学生的用眼压力；④定期开展视力检查，并公开数据受公众监督；⑤大力开展体育运动，增强学生体质；⑥政府主导、社区防控、学校防治、家庭监督四位一体化近视防治；⑦社会公共团体和国家的资金补助，保证近视防控措施的落实；⑧重视营养，合理的饮食结构保证学生的营养需求；⑨进行教育改革，初中升高中考试采取多元化评价和选拔方式，降低学生的学业压力[190]。

3. 德国做法

（1）成立眼睛保护协会：德国创建了青少年眼睛保护协会，该协会是德国联邦教育委员会、德国联邦卫生署等机构联合成立的一家专业辅导、管理青少年视力问题的机构，主要任务是宣传视力保护措施。该协会与各级教育机构合作，专门设立近视防治部门。该部门的重点工作是深入幼儿园和中小学，定期检查学生的视力，给每位学生建立视力档案。若发现孩子视力下降，会及时与家长沟通，进行矫正。该部门也与眼镜店及其他视力保护机构通力合作。学校每学期对学生进行一次视力检查，建立学生视力健康档案，并根据青少年视觉发育特点及时更新档案，发现视力降低者，及时安排其到眼科医疗机构检查和矫正。

（2）重视日常用眼护眼：按照协会的建议，很多学校都积极推广眼部肌肉操。每天保证做至少 3 次眼部肌肉操，上午、下午各做 1 次，晚上睡觉前再做 1 次。青少年近视主要原因是眼部肌肉过度疲劳。德国青少年视觉健康协会专家表示，锻炼眼部肌肉不仅不容易近视，而且有助于提高视力。从健康角度来说，孩子要保证接收到充足的光线。如果长期在昏暗的环境中看书、写字、看电视、玩手机等，会让眼睛容易疲劳。因此家长要注意让孩子多接触自然光。如果户外阳光过强，可以戴上太阳镜。

（3）营造良好的护眼环境：德国学校特别提倡户外活动，规定每天必须实现至少 2 小时的户外活动时间。许多学校还定期进行"望远"活动，学生在走廊里、公园里或山上，凝视远处，达到养眼护眼目的。同时德国学校和家庭很注意创造良好的视觉环境，如保证读书写字时光线充足、远离电视等，从小处着手的做法也值得我们借鉴。

4. 法国做法

法国奉行"把近视扼杀在摇篮里"的做法。政府规定，婴幼儿必须做3次体检，其中一项重要内容就是视力检查，如果发现眼部有异常，则需要在第一时间得到干预和治疗。法国每年会安排一次视力检查，法国中小学都有定期的健康课程，增强学生的护眼意识和普及护眼知识。儿童3岁进入幼儿园后，学校会与社保系统合作预防学生近视。学校重视学生的户外运动，积极通过增加户外活动时间延缓学生近视。学校食堂也会注意食品营养的均衡，多提供水果、蔬菜和一些含有脂肪酸的鱼类，预防学生近视。

5. 美国做法

美国的近视率仅为中国的1/3，产生这种差距的原因除课业负担轻之外，美国的儿童青少年及其家庭重视日常保健，父母与教师鼓励儿童多进行户外活动，一旦发现近视会积极矫正。在日常的生活中，减少上网与玩电子游戏等活动。为了保障下一代的视力，美国的学校和家长共同努力，制定出"8项注意"，例如，用防眩电脑显示器、注意读写距离。眼科医生根据自己所在地区儿童常见的或显著的眼健康问题，给出相应的解决方案和建议[191]。

6. 加拿大做法

首先，加拿大的学校平均课时很少，并且对补习课程有很大的限制，具有课时少、作业量小、用眼时间短、强度小的特点。其次，加拿大十分重视学生的课外活动，学校禁止拖课、补课等现象，大部分省份都要求中小学生一天至少要有2小时的课外活动，低年级学生每天至少要有4.5小时的户外活动。另外，加拿大也开设了一些眼科直诊中心。在加拿大，眼科是为数不多的几个开设直诊的专科，家长可以在学校的指导下，每6个月带孩子去医院做一次常规体检。在加拿大，眼科并不是医疗保险的一部分，成人需要支付一笔不菲的费用，但是未成年人除外，他们1年可以免费做2次视力检查，如果医生觉得有必要，还可以给他们配一副眼镜。一旦发现儿童有配戴眼镜的需求，眼科医师会立即给儿童验光，然后给儿童配戴适当的眼镜，并且每2年换一副。

总之，新加坡、德国、美国等国家多年来都能很好地控制学生的近视率，其中的重要原因就是其完善的眼科视光学与视觉科学学科体系、先进的健康教育和医疗保健体系，以及完善的公共卫生干预策略。

（二）国内策略

目前，我国儿童青少年近视发病率较高，这已成为国家和社会关注的重大公共卫生问题。《综合防控儿童青少年近视实施方案》由教育部、国家卫生健康委等八部委共同起草，并于 2018 年 8 月 30 日发布。《综合防控儿童青少年近视实施方案》中明确指出，到 2023 年，我国儿童青少年整体近视率在 2018 年的基础上每年降低 0.5 个百分点以上，其中，近视高发省每年降低 1 个百分点以上。到 2030 年，6 岁儿童近视率控制在 3% 左右，小学生近视率下降到 38% 以下，初中生近视率下降到 60% 以下，高中阶段学生近视率下降到 70% 以下。为了达到目标，本方案还从家庭、学校、学生等多主体提出了许多措施，具体内容有：加强户外活动和体育锻炼、减轻课内外学业负担、控制电子产品的使用、养成健康用眼习惯等[14]。我国针对儿童青少年近视的防控策略可概括为以下几项。

1. 采取早发现、早干预策略

近视的发生发展具有不可逆的特点，目前尚无有效的近视根治方法，因此，早发现、早干预是儿童近视防治工作的主要原则。一般认为，人类视觉从出生起一直到 9 ～ 12 岁是对外界环境最为敏感的时期。据我国学校卫生数据显示，8 ～ 9 岁学童的视力不良率是最低的，在 7 岁以前，远视和散光是导致视力不良的首要因素，也有很多接受了大量学前教育的儿童，还没入学就已经出现了近视，9 岁之后，儿童的远视储备渐渐不足，近视率快速增长。所以，应该在 9 岁及以前就对近视进行干预[192-193]。高度近视的儿童调节滞后的发生率明显高于轻度近视儿童，随着近视度数的不断加深，患儿的调节储备也开始不足，也有可能近视度数越高，调节滞后越明显，从而近视加深越快，如果等到视力减退以后才开始矫治，那么大部分儿童青少年都错过了预防近视的最佳时间。汪芳润等（2004）提出了一种预防近视的新理念，对屈光监测进行强化，通过早期发现、确定隐性近视，并采取早期光学矫正等措施，可以对近视进行及时的治疗[193-195]。

在儿童青少年近视患病率普遍较高的当下，必须调整近视预防的公共卫生策略，对学龄儿童进行眼部的常规筛查，早期预防和干预。政府应加强对儿童青少年近视的关注，加强近视监测，开展视力检查，加强近视防治。对于被确诊的青少年，需要建立一个合理的转诊机制，并通过专业的视光师对其做进一步的评价。唯有尽早发现，并采取有效的措施，才能延缓近视的发展。

2.健全儿童青少年近视三级防控体系

近视防控是一项系统工程，需综合采取多种措施，坚持预防为主，全面落实三级预防策略，建立起全方位、全过程、全覆盖的近视防控体系。

在 2019 年国家卫生健康委发布的《儿童青少年近视防控适宜技术指南》和 2021 年国家卫生健康委发布的《儿童青少年近视防控适宜技术指南（更新版）》中，从健康教育和病因层面着手，针对不同年龄阶段儿童青少年特点，开展三级预防。

一是培养健康用眼行为。以培养儿童青少年爱眼护眼意识、了解近视防控知识为重点，通过线上线下多种方式加强儿童青少年用眼卫生的宣传教育，倡导"三个一"视觉环境建设，即"一尺一拳一寸"：眼离书本一尺，身体离课桌一拳，手离笔尖一寸。建设视觉友好环境，增加日间户外活动。积极推进学校、家庭、医疗机构、媒体等多部门合作，共同营造良好的视觉环境，增加自然光环境下学校户外活动和体育锻炼时间，开展视觉健康科普教育。

二是按照"四早原则"，即"早建立档案、早发现、早诊断、早治疗"，对近视进行定期筛查，对远视储备情况进行科学评估，加强分级管理，发挥视力健康管理的作用，推进二级预防。

三是以改善视力、防控轻度近视向重度发展为目标，倡导近视的儿童青少年增加日间户外活动时间、减少近距离用眼行为、及时配戴眼镜或接受其他矫正方法、严格定期眼视光检查等，落实三级预防。

3.落实双减政策，减轻课业负担

在基础教育阶段，学生的课余学习负担过重，这是导致学生近视的一个重要因素，所以，减轻学生的课余学习负担是控制学生近视高发的有效方法。从政府的角度来看，教育部要继续深化学校体育健康教育的教学改革，对学校的体育场地设施进行改进，同时要加强学校体育健康教师队伍的建设，以及中小学的卫生保健中心等机构的建设；要对教育考试、考核的方式方法进行进一步优化，积极推动各种类型的学校教育和教学方式的改革，从各个方面来降低学生的学习压力和用眼负担，大力推进"素质教育"，为儿童青少年创造一个良好的、健康的发展环境。不能只看成绩和升学率而忽略了儿童青少年的身体健康，包括儿童青少年的视力健康。

4. 优化课程设置，落实"阳光体育一小时"制度

预防和控制近视的关键在于学校，而体育和健康教育则是促进学生身心健康和提高视力健康的一项重要举措。学校应改变"重智力，轻体育"和"无体育"的状况，根据需要，合理安排体育课程，增加学生的课外活动[192-194]。有些研究显示，短时间的望远等自由视觉活动，就可以有效地预防长时间近距离工作等限制性视觉活动所导致的近视[195-196]。学校要鼓励学生走出教室，走到户外，在操场上进行一些娱乐和运动。广泛、积极地开展"阳光体育一小时"活动，让体育课的内容更加丰富，同时还可以增加球类运动课程，让学生因为长时间学习导致的眼睛疲劳得到缓解。加强校内室外体育设备的建设，增加学生的活动参与度，并对教室内的灯光进行优化，达到降低强光、减轻眼睛疲劳的目的。

同时，学校也要根据自身的实际情况，对学生的学习、生活进行科学安排。学校教师应定期对课堂灯光进行检查，确保课堂灯光达到国家规定的标准；根据课堂灯光和学生视觉的变化，对座位进行定时调整；在平时上课时，教师需要对学生的坐姿、读写姿势以及不正确的用眼习惯进行提醒和纠正；在下课之后，教师要督促学生走出教室活动、远眺。

5. 研发智能设备，加强技术监控

近视相关智能设备能够帮助儿童青少年培养良好的护眼习惯，预防近视发生和延缓近视进展。在这方面，深圳市 2019 年立项的儿童青少年近视防控项目走在了全国前列，率先推出了"智能校徽"用以智能感应紫外线，每天记录学生户外时长，通过手机应用程序提醒家长和老师，督促户外活动不达标的学生。公共卫生部门应持续探索新的途径，利用信息化技术，帮助家长对儿童使用电子设备的情况进行智能监控，并积极参与到儿童良好用眼习惯的养成过程中，以此来鼓励并帮助学校和家庭利用科技手段让儿童青少年养成更加有利于眼健康的行为生活方式。

6. 强化健康意识，养成健康习惯

强化学生的近视防控意识，养成良好的学习和生活习惯，需要全社会的共同努力：①政府或者相关部门要充分认识儿童青少年近视的危害，做好宣传、教育和管理工作，使全社会都重视儿童青少年近视的防控。②各级医疗机构要主动加强与中小学校的联系，积极开展近视预防工作，为学生提供方便、快捷、优质的眼科医疗服务。③各级医疗机构要积极做好学生眼部护理习惯的宣传教育工作，定期举办眼保健讲座，开展近视预防活动，吸引学生和家长参加眼部护理习惯讲座，更新他们的护眼知识。④各级教育行政部门要认真组织做好学生近视防治健康教育工作，督促学校认真开展预防近视健康教育活动。⑤学校要积极争取家长和社会各界的支持，使家长认识和理解预防近视的重要性。⑥家长要以身作则，从自己做起，积极配合学校，教育孩子养成良好的生活习惯和用眼行为[196-198]。

在日常生活中，儿童青少年及其家长应注意以下几个方面，养成健康的用眼习惯：①培养儿童青少年用眼的好习惯，教育儿童青少年正确的阅读和书写姿势，阅读和书写 30 ～ 40 分钟后，应向远处眺望，或到户外活动，避免视觉疲劳。②指导儿童青少年开展各种户外活动和体育运动，鼓励儿童青少年由室内走向室外，参与乒乓球、羽毛球、放风筝等丰富多彩的体育运动，确保每日有 2 小时以上的体育运动。③教育儿童青少年正确使用电子设备，每日观看视频的时间不能超过 2 小时。④每隔 3 ～ 6 个月，对儿童青少年进行视力检测，如果出现视力减退，建议及时到医院进行全面的检查。⑤饮食要合理，营养均衡，多吃含蛋白质、钙、锌、铬、维生素等丰富的食品，少吃甜食，否则会导致巩膜变薄而引起眼轴变长。⑥保持规律的作息，不要熬夜，保证足够的睡眠，要有良好的生活习惯。

7. 中国台湾做法

中国台湾儿童青少年近视患病率高居全球前列，但随着相关防控措施的持续推进实施，目前情况在逐步改善。台湾地区学童视力保健政策可分为 5 个时期，各个时期执行政策重点叙述如下。

（1）第一阶段（1980—1988 年）：台湾学童视力保健政策最早从 1980 年开始，由台湾地区行政管理机构指示有关单位，邀请专家、学者拟定《加强学生视力保健重要措施》，重要里程碑是将学童视力检查列为每学期检查项目，这一举措为日后学童视力保健政策的制定奠定了基础。1986 年台湾地区行政管理机构研究发展考核委员会（研考会）会同教育主管部门与卫生主管部门，以跨部门合作的方式，修订《加强学生视力保健重要措施》，将防治重点放在预防与矫治，预防端是从学校推动预防教育与改善用眼环境，矫治端是从医疗与治疗端强化矫治流程与服务，并推行《学生视力保健实验研究三年期计划》。

（2）第二阶段（1989—1999 年）：1989—1999 年，学童视力保健工作仅是延续第一阶段计划的工作。台湾地区卫生主管部门在台湾地区幼童视力保健所持续进行的每5年一次的流行病学调查结果发现，这段时间学童视力快速恶化，小学一年级近视率高发，向幼儿近视防控工作发出了警示。

（3）第三阶段（1999—2004年）：高度攀升的近视问题逐渐受到台湾地区行政管理机构的重视，并于1999年召集各部门实施《加强学童视力保健五年计划》（1999—2004年）。这期间视力保健的推动扩大至所有相关单位，如教育主管部门、卫生主管部门、内务行政事务主管部门的儿童部门、资讯工业策进会等，每年对各县市教育局与小学进行"视力保健工作"检讨与评鉴。其中，最重要的推动措施是"望眼凝视"策略。"望眼凝视"主要是中断近距离用眼，希望学校能让学生于下课时间凝视远方；提倡护眼操（在教室内看电视做眼球运动），同时也投注大笔经费用于改善课桌椅高度及教室内灯光。从卫生主管部门每5年的调查资料来看，2005年，台湾地区小学一年级近视率为19.6%，六年级为61.8%，相较于2000年的调查结果，小学生近视率仍然处于较高水平。

（4）第四阶段（2005—2007年）：跨部门合作推行的《加强学童视力保健五年计划》于2004年结束，2005年到2007年，无论是教育主管部门、卫生主管部门还是当时主管幼托园所的内务行政事务主管部门等相关部门，并未针对学童视力保健提出特别的政策。视力保健推动内容主要是延续过去五年计划的策略，如视力筛检与复诊、减少用眼时间、望远凝视与视力保健等常规性宣导活动。

（5）第五阶段（2007年至今）：台湾地区教育主管部门在2007年8月到2009年7月提出"学幼童视力保健实施计划"，计划重点延续"加强学童视力保健五年计划"。此时主导机关为教育主管部门，此计划的重点已开始着力于调整学校作息时间、课程改革等策略，并向幼托园所延伸。从这时期开始，学童视力保健的重担落在教育单位，卫生主管部门和健康事务管理部门在此时期的计划主轴在于流行病学的调查。2010年7月，台湾地区教育主管部门再次核定通过《学幼童视力保健三年计划》，除延续过去"视力保健五年计划"的内容外，在校园内增加了户外活动策略，评价指标从望远凝视改为每天户外远眺120分钟，并强化中断近距离用眼，强调用眼30分钟休息10分钟。此外，2014年开始，"健康促进学校计划"着力于社区结盟，强调与外部社区资源整合，许多县市政府开始邀请眼科医师和学校人员举办会议，建立双方的合作伙伴关系，并规划家长参与的介入策略，期望能整合其他对学生健康行为有重要影响的因素。在户外活动策略推行后，逐年增加的视力不良率开始呈现下降趋势。

五、儿童青少年近视防治措施效果研究

（一）配戴眼镜

在许多国家，配戴眼镜仍是矫正近视的重要手段。Zhong 等（1983）报道了凸透镜对近视的预防和治疗作用。早期可应用凸透镜对隐性近视进行干预[199]。国外已经在近视防控中使用了阅读眼镜[200]，在进行视近操作（如读写）时，配戴凸透镜并辅以适当的基底向内的三棱镜，可以同时缓解视近时的调节和集合的需要，从而帮助缓解视疲劳[201-202]。凸透镜对轻度近视患者的近视控制有一定的帮助，但随着近视程度的增加，患者所能承受的凸透镜度数减少，因视远不清，学生上课时不能配戴，并可能因视远不清导致远视力进一步下降，使其在临床上的应用和效果受限。

此外，一些研究还表明，双光眼镜和渐进多焦眼镜在近视的早期干预中，可能会取得更好的疗效[203-204]。Anstice 等（2011）发现配戴多焦点接触镜的近视进展从使用普通接触镜的每年 0.7 D 减少到每年 0.4 D[205]。Lam 等（2014）调查了香港 128 名 8～13 岁的近视儿童，使用单焦点接触镜时 SER 每年进展 0.4 D，而使用多焦点接触镜时每年进展 0.3 D[206]。Aller 等（2016）报道，在 86 名 8～18 岁儿童青少年近视患者中，使用标准接触镜每年近视进展为 0.8 D，使用多焦点接触镜每年进展 0.2 D[207]。

需要注意的是，不当的近视镜配戴方式会对视力的恢复造成不良影响。近期大量动物实验结果显示，在灵长类等动物发育前期过早配戴凹透镜可诱发近视，而儿童青少年配戴凹透镜，则有可能加快近视进展，错失矫正的最佳时机。尽管对双光镜与渐进多焦镜、透气性硬性角膜镜与 OK 镜等技术已经进行了很多年的研究，但是由于结果不一致、样本少、副作用大、对技术设备的要求高、成本高等原因，目前还没有能够大规模推广。因此，近视的儿童青少年应慎重选择近视镜，在专业医生的指导下配戴近视镜[192-193, 196]。

（二）户外活动

增加户外活动时间对青少年近视有一定的防治作用，对延缓近视有积极作用。Ho 等（2019）通过系统评价和元分析指出，每日户外光照时间超过 120 分钟能够最有效地干预近视的发生，户外光照干预能够降低近视的 3 个指标：近视发生率降低 50.0%、屈光度降低 32.9%、眼轴伸长降低 24.9%[15]。一项随机对照试验对中国广州 12 所小学一年级新生进行 3 年的干预追踪，发现试验组每日课余加 40 分钟户外活动，其累计近视患病率仅为 30.4%，明显低于对照组（39.5%），试验组屈光度累计降低 1.42 D，与对照组 1.59 D 相比有显著性差异。该研究表明，每日增加 40 分钟以上的户外活动时间，可以明显减少近视的发生[208]。中国东北部开展的一项调查显示，试验组的 1735 名中小学生在上午和下午的课间时间都要多做 20 分钟的户外活动，而对照组的 1316 名学生则没有做任何干预，经过 1 年的观察，试验组的学生裸眼视力的降低速度明显比对照组的学生慢，试验组的学生的新生近视率为 3.7%，明显比对照组（8.5%）要低，该研究也证实每天增加 40 分钟的户外活动时间对于降低儿童青少年的近视发生率、减缓近视进展都有较好的作用[209]。

同时，增加户外活动时间可减缓未近视人群屈光度进展，但对于近视人群作用不大。易军晖等（2011）以 7 ～ 11 岁的青少年为受试对象，试验组学生在 1 周内增加了 14 ～ 15 小时的户外运动，并将近距离工作时间控制在 30 小时之内，对照组不进行干预，2 年后，试验组学生每年屈光度下降 0.38±0.15 D，显著低于对照组的 0.52±0.19 D。多因素回归分析表明，增加户外活动时间是延缓小学生近视的一个重要原因[100]。在一项纵向追踪研究中，对 50 例 9 ～ 14 岁近视儿童青少年进行了 17 ～ 55 个月的随访，并未发现近视发展与户外活动时长的相关性[210]。我国的儿童青少年体育指导原则认为，儿童青少年应该每天进行累计时间不低于 60 分钟的中等或高强度体育锻炼，而且每天的视屏时间不能超过 2 小时[211]。

（三）体育锻炼

体育锻炼是预防健康人群近视的一种有效手段[212]。某些体育活动对青少年近视有一定的防治作用，可以延缓其进展。宋绍兴等（2002）研究表明，乒乓球运动可以通过增强睫状肌的调控功能，有效地防治近视，同时也可以提高近视者的视觉质量[213]。赵青峰（2011）在前期研究中发现，乒乓球与羽毛球结合对近视有一定的防治作用[214]。此外，中长跑运动还能有效地改善儿童青少年的假性近视[215]。

多进行体育锻炼，特别是开展球类活动，是预防儿童青少年近视发生的主要措施。在球类比赛中，眼球的晶状体、睫状肌、周边的韧带、肌肉等都会随着目光的持续移动而发生相应的收缩舒张，从而可以有效地减轻眼疲劳[214]。特别是在乒乓球比赛中，由于球速、球路不断变化，人们必须时刻关注球路，才能做出准确的判断。在这个过程中，眼球与乒乒球之间的距离由数十厘米至数米，睫状肌的收缩与舒张交替，不仅可以减轻眼疲劳，还可以提高屈光系统的调整能力，达到预防和治疗近视的目的[213, 215-216]。上述研究表明，在早期阶段，应该督促儿童青少年进行适当的运动，从而在某种程度上防止假性近视向真性近视的发展，这对于保护儿童青少年的视力有着非常重要的作用。

总之，体育运动（尤其是球类）可以有效地防治儿童青少年近视，对已经近视的人，特别是假性近视的人，有很好的提高视力作用。以乒乓球、羽毛球等小球为主的体育运动，对防治近视有很好的效果，可以有效地防止视力的下降[217]。所以，要尽早指导儿童青少年多做运动，这样对他们的视力有很大帮助。

（四）激光手术

近年来，角膜手术如准分子激光原位角膜磨镶术（laser in situ keratomileusis，LASIK）等发展迅速，其光学矫正作用已成为屈光手术的主流[218]。然而，现行角膜手术为一类光学矫正法，不能改变近视病变，其作用与配戴眼镜一样，均属屈光矫正[219]。有研究指出，近视角膜激光手术无明显近视控制作用，还可能会产生器质、功能及心理上的后遗症和副作用，具体包括以下几方面：①术后干眼症，相关研究报道角膜激光手术后干眼症的发生率可达30%～50%，东亚人尤为多见[220]；②散光，手术后再生的角膜不如原生角膜平整光滑，易导致不规则散光，还会引发眼胀、疲劳、头痛等不适反应；③视物障碍，角膜被切削一部分后，一部分周围的血管会蔓延维持新陈代谢，这些新生血管遮盖角膜后，看物体会变得模糊，甚至产生阴影；④青光眼，当眼球角膜被切削一部分后，其眼球的外壁变薄，眼压增高，可能会导致青光眼。除此之外，手术也容易引起其他并发症，如眩光失能、光环、重影等，影响近距离工作、夜晚驾驶、高空作业及阴雾天行动等[221]。儿童青少年对激光角膜手术须慎重，首选对象应当是身体健康、无眼病、屈光已属"病态"者（屈光参差、病理性散光等），同时需要进行全方位的手术观察及评价[222]。

（五）药物干预

研究发现，低浓度阿托品治疗联合角膜塑形镜对屈光度、眼轴长度的改善效果尤为显著[223-224]。国外的阿托品治疗近视研究报告，在接受阿托品治疗的患者中，SER从1.20 D降至0.28 D，治疗结束后的进展速度比治疗前快[225]。刘素江等（2013）对轻度近视学生使用 0.04% 阿托品滴眼液（每晚睡前 1 次滴双眼），经统计发现近视度数、近视进展速度均有所改善[226]，表明使用阿托品是延缓儿童青少年近视进展的有效手段。中医也涉及对近视的治疗方法，一些研究证实，中药熏眼疗法，即用冰片、当归、草决明、蔓荆子、黄芩、防风、蝉衣等熏眼，有助于改善裸眼视力，加速视力恢复[227-228]。

此外，食疗联合眼部穴位按摩与导引（动眼操）综合疗法在儿童青少年中比较常见。食疗能改善儿童青少年中常见的营养失衡问题，如维生素 A、C、E 缺乏，B 族维生素缺乏，缺锌、缺铁等，也有利于视力健康。运用穴位按摩与导引（动眼操）综合疗法，能够达到通经活络的效果，对眼的调节与集合功能进行锻炼，从而对儿童青少年普遍存在的睫状肌与眼外肌紧张和视疲劳进行有效的缓解，同时还能对中枢视皮层的兴奋性进行提升，从而提高视力[229]。应该指出的是，当前关于近视干预措施的研究，大多缺少严谨的流行病学设计和质量控制手段，其可信度较低，眼保健操与针灸、气功、中药等中医疗法亦有待严格的随机对照研究和纵向研究证实其有效性[230]。

六、小结

已有大量国内外文献从多个方面研究了儿童青少年近视患病率、影响因素和干预策略，为本书提供了丰富的理论支持和实证经验。然而，近年来，随着社会经济的快速发展，全球尤其是中国儿童青少年的近视患病率大幅提升，需要新的实证研究进行理论和实践补充。我国儿童青少年的近视状况严重，已成为亟须预防和干预的疾病之一，需要采取有效的干预措施和防控策略予以应对。深圳市将儿童青少年近视防控工作列入深圳市卫生健康事业发展"十四五"规划和各级政府绩效考核指标，成立深圳市儿童青少年近视防控中心和近视防控联盟医院，广泛开展儿童青少年近视筛查、培训考核和健康教育等工作，走在了全国儿童青少年近视防控前列。

第三章

研究内容与研究方法

一、研究目标

为贯彻落实习近平总书记关于"共同呵护好孩子的眼睛，让他们拥有一个光明的未来"的重要指示，认真推动《综合防控儿童青少年近视实施方案》，努力降低儿童青少年整体近视率，有效维护儿童青少年的视力健康，深圳市于2019年正式启动儿童青少年近视防控工作，坚持改革创新、先行先试，将儿童青少年近视防控工作纳入政府民生实事项目。在深圳市卫生健康委的指导下，由深圳市眼科医院牵头，在全市建立了近视筛查、复诊、诊疗联盟，同时，搭建了近视防控大数据平台。目前，深圳市已形成"政府主导、专家指导、各界参与"的近视防控"深圳模式"，近视防控工作取得阶段性进展，打造的健康中国"深圳样板"和探索近视防控"深圳模式"在全国起到了开创性和示范性作用。

二、研究内容

本研究旨在分析深圳市儿童青少年近视的防控成效；总结评价深圳市儿童青少年近视防控的经验、不足，并提炼近视防控的"深圳模式"；通过政策评估，评价深圳市儿童青少年近视防控的政策效果；基于前述研究，进行专家咨询，提出进一步完善深圳市儿童青少年近视防控的政策建议。具体如下：

（一）近视防控效果评价

1.调查深圳市儿童青少年视力健康状况，通过抽样调查对比2018—

2020 年深圳市儿童青少年视力筛查情况，了解近视患病率、视力不良患病率、新发近视率和视力健康改善等情况。

2.分析深圳市儿童青少年近视的防控效果，从地区差异、学校差异、用眼行为与近视结局、日间户外活动与近视结局、视觉环境与近视结局等维度进行分析。

（二）近视防控政策评价

1.对项目实施过程进行评价，包括服务内容、服务体系的评价、管理情况调查等。主要调查项目每年服务总人数、年度质量行政考核指标达标情况，项目的服务可获得性、可及性、质量、满意度等，以及对人力资源管理及信息管理情况等的调查。

2.总结深圳市儿童青少年近视防控经验，提出项目优化方案。总结评价深圳市儿童青少年近视防控的经验，提炼儿童青少年近视防控的"深圳模式"；进一步分析项目开展过程中存在的不足，提出完善深圳市儿童青少近视防控的政策建议和和资源配置优化策略。

三、研究方法

（一）文献资料分析及系统评价法

本研究通过文献梳理、政策评估，梳理国内外儿童青少年近视患病率和影响因素的相关研究，归纳国内外防治儿童青少年近视的典型经验。对深圳市儿童青少年近视防控效果、政策效果及"深圳模式"经验进行总结评估，为进一步完善深圳市儿童青少年近视防控项目提出可行可靠的政策建议。

1.选择中国知网、万方和维普三个中国文献数据库，以及 Medline、PubMed、ScienceDirect 等外文数据库，采用关键词（"儿童近视防控"等）进行检索，搜集近 30 年发表的相关文献。依据文献纳入排除标准，遴选合格文献进行精读，总结相关研究内容上的创新性、高关注度与局限性，梳理国内外近视防控的经验及实证发现。

2.梳理世界卫生组织、国家、深圳市近视防控相关的政策文件，对政策出台过程进行分析，以掌握儿童近视防控的宏观政策背景，为后续提出建设性的政策建议提供参考。

（二）二手数据分析法

通过分析二手资料，调查深圳市儿童青少年视力健康现状；利用基本统计学描述方法，对主要工作指标（近视患病率、新发近视率、高度近视占比、屈光度进展速度等）进行评估。

（三）深入访谈法

对 4 名项目人员、2 名医务人员、3 名学校校医、3 名近视学生和 2 名学生家长进行深入访谈，主要访谈内容包括项目运行总体情况、儿童青少年近视发生情况、近视筛查工作、近视防控干预工作、存在的问题与建议等。并对访谈资料进行整理分析，归纳儿童青少年近视防控"深圳模式"，评价项目在人群健康、卫生体系、经济社会发展方面产生的影响，分析项目开展过程中存在的不足以及未来改进方向。访谈提纲详见附录。

（四）政策评估法

通过政策文件分析及对 4 名项目人员、2 名医务人员、3 名学校校医、3 名近视学生和 2 名学生家长进行深入访谈，并结合深圳市儿童青少年近视筛查管理系统中的基本信息，收集自项目实施以来的工作活动情况：项目运行总体情况、儿童青少年近视患病率、近视筛查工作、近视防控干预工作等；领导和管理情况：项目领导机构、部门职责、组织保障、项目准入条件及质量控制情况等；人力资源和信息管理情况：项目内工作人员的数量、培训情况、绩效考评方式以及信息管理机制、信息保存及区域间信息共享情况等。深入了解深圳市儿童青少年近视防控项目实施过程及管理运行情况。

（五）专家咨询法

基于访谈、问卷调查、政策评估结果，通过跨学科研讨会，辅之以访谈及专家咨询等定性研究方法，归纳儿童青少年近视防控"深圳模式"，总结项目开展以来在人群健康、卫生体系、经济社会发展方面产生的影响，进一步分析在项目开展的过程中还存在哪些不足，提出儿童青少年近视防控项目的优化方案，提出进一步完善儿童青少年近视防控的政策建议。

第四章

儿童青少年近视防控"深圳模式"

近视问题不仅是学生个体的健康问题,也是影响国计民生的重大公共卫生问题。为贯彻落实习近平总书记关于学生近视问题的重要指示精神,扎实推进《综合防控儿童青少年近视实施方案》,深圳市于2019年正式启动儿童青少年近视防控工作,将儿童青少年近视防控工作纳入政府民生实事项目。深圳市委市政府高度重视儿童青少年近视防控工作,坚持改革创新、先行先试,深圳已探索形成"政府主导、专家指导、各界参与"的近视防控"深圳模式",近视防控工作取得阶段性进展,为打造健康中国"深圳样板"和探索近视防控"深圳模式"提供了重要支撑。

一、政策文件

2018年8月,教育部、国家卫生健康委等八部委联合发布《综合防控儿童青少年近视实施方案》,明确提出要在全国范围内对儿童青少年近视进行全面防控。《综合防控儿童青少年近视实施方案》中明确指出,到2030年,我国儿童青少年整体近视率每年下降至少0.5个百分点,其中,近视高发省每年下降至少1个百分点;把6岁儿童近视率控制在3%左右,小学生近视率下降到38%,初中生近视率下降到60%,高中近视率下降到70%。为了实现防控目标,方案还基于家庭、学校、学生三个层面提出了多方面措施。

按照《教育部等八部门关于印发〈综合防控儿童青少年近视实施方案〉的通知》(教体艺文〔2018〕3号)、《国家卫生健康委关于印发近视防治指南、斜视诊治指南和弱视诊治指南的通知》(国卫办医函〔2018〕393号)等文件规定,深入贯彻落实习近平总书记对中小学生近视的重要指示批示精神,进一步降低中小学生整体近视率,切实保障深圳中小学生眼健康，出台《市卫生计生委关于印发深圳市公共卫生服务强化行动方案的通知》（深卫计发〔2018〕55号）和《市卫生健康委市教育局关于印发深圳市儿童青少年近视防控实施方案的通知》（深卫健公卫〔2019〕39号），明确卫生行政部门、教育行政部门、深圳市眼科医院、深圳市妇幼保健院、疾病预防控制机构、学校等相关部门责任分工和职责任务，明确政府、卫生机构、学校、家庭在加强学生视力保健、规范学生电子产品使用、加强体育锻炼、减轻学生学业负担、保障学生睡眠时间等方面的责任和义务。基于以上文件要求，深圳于2019年起实施公共卫生服务强化行动，儿童青少年近视防控项目为首批三个强化项目之一，由深圳市眼科医院（及联盟医院）、市妇幼保健院（及各区妇幼保健院）、市疾病预防控制中心（及各区疾病预防控制中心）开展深圳市儿童青少年近视筛查和干预工作。深圳市儿童青少年近视防控项目实施细则如下：

（一）项目内容

1. 全面近视筛查，建立眼健康档案

对全市幼儿园儿童以及中小学在校学生开展全面的近视筛查，包括裸眼视力、戴镜视力，屈光检测球镜和柱镜筛查，预计完成近视筛查约158万例，对近视高危学生进行全面眼部检查，并建立儿童青少年眼健康档案。以3年为一个周期，实现项目人群近视筛查每年全覆盖。

2. 开展儿童青少年近视防控干预

设立试点学校，建立校园"健康小屋"，配备电子视力表，每学年完成4次近视检查。方案要求2020年全市50%中小学、幼儿园达到《综合防控儿童青少年近视实施方案》要求，2021年全市所有中小学、幼儿园达到方案要求。

3. 开展校医（园医）、健康教育老师培训

按标准配置校医（园医），校医（园医）、健康教育老师培训率≥95%，掌握近视干预措施、检查视力、上传检查结果等技能。

（二）近视筛查联盟医院

1. 中小学近视筛查队的资格要求

近视筛查联盟医院人员资质要求：每个筛查队拥有医学或眼视光相关

专科以上学历的人员至少 2 名，卫生相关专业人员持有毕业证书＞70%，卫生相关专业实习人员＜30%。设备配备要求：电子对数视力表至少 5 台、自动电脑验光仪至少 2 台。每个筛查队人员配置标准：筛查人员共 12 名，其中 1 名队长，2 名质量控制员，6 名检查视力人员，3 名检查屈光度人员。若学校学生人数＞1200 人，需增加筛查队人员、设备或按实际情况延长筛查日期。

2. 幼儿园近视筛查队的资格要求

由深圳市妇幼保健院组织，市、区（新区）妇幼保健院组成，对全市幼儿园儿童进行近视筛查。深圳市妇幼保健院负责辖区市属幼儿园近视筛查，各区（新区）妇幼保健院负责辖区幼儿园近视筛查。每个筛查队眼视光相关专业人员至少 1 名、卫生相关专业人员至少 2 名。配备电子对数视力表至少 3 台、自动电脑验光仪至少 2 台、视力筛查仪至少 2 台。

3. 工作职责

各筛查队须组织工作人员，明确所承担学校、幼儿园的筛查对象人数，制订工作计划，并通过深圳市儿童青少年近视防控大数据平台备案。按要求完成筛查任务，包括视力检查、屈光检测、转诊通知的发放。

4. 筛查对口学校的调整

各筛查队按核定学校开展近视筛查工作，如筛查队需更换对口学校，需该筛查队所属的近视防控联盟医院详细说明理由上报区（新区）疾病预防控制中心，再由区（新区）疾病预防控制中心上报深圳市儿童青少年近视防控中心研究确定。

（三）近视复诊联盟医院

1. 资格要求

在具备眼科专科检查能力的医疗机构中选取，每个行政区至少建立 2 个复诊联盟医院。原则上要求每个复诊联盟医院具备有效的公立医疗机构执业许可证，拥有眼视光相关的技师资格人员或中级职称及以上的护士至少 2 名、中级职称及以上的眼科医师至少 2 名，配备具有国家标准（GB11533 标准对数视力表）的电子对数视力表至少 2 台，具有符合标准（ISO10342 眼科仪器——验光仪）的自动电脑验光仪至少 1 台、眼球生物测量仪至少 1 台。

2. 工作职责

各区（新区）复诊联盟医院承担近视高危人群的进一步确诊和建档工作，包括睫状肌麻痹验光、眼球生物学参数测量等，记录所采取的近视防控措施，每年 1 次以上回访，并将检查结果反馈到数据平台。对近视高危人群名单确认后 6 个月以上未前来检查的调查对象，须安排工作人员电话通知管辖学校校医。由校医通知近视高危学生复查，并在数据平台中登记失访名单及失访原因。

3. 复诊联盟医院配置和调整

名单确认后，各区（新区）如需调整复诊联盟医院，由医院详细说明理由报深圳市儿童青少年近视防控中心研究确定。

（四）工作管理要求

近视防控联盟医院统一由深圳市儿童青少年近视防控中心管理、考核和督导。对违规操作或质量未达到质量控制标准且未能按期整改者，各联盟单位未经授权以"深圳市儿童青少年近视防控中心"（包括 LOGO/ 吉祥物等）冠名或其他有损"深圳市儿童青少年近视防控中心"名义者，将被取消近视防控联盟医院资格。

1. 近视筛查队伍的管理要求

近视筛查人员应统一检测培训，统一检测方法、器材、质控方法，考核合格后方能上岗。各筛查队需推选一名负责人，负责筛查现场的领导和协调工作，包括：①监督、指导筛查人员完成任务；②与调查学校领导协商，确定检测日期，组织动员受检者，准备检测场地（场所）等；③协助质控人员做好质控工作；④负责设备的保管和管理。

2. 复诊联盟医院的管理要求

所有人员应统一检测培训、统一检测方法，考核合格后方能上岗。各定点联盟医院需推选一名负责人，负责高危人群检查工作的领导和协调工作，包括：①安排本单位专职检查人员接诊近视高危人群，确定工作时间；②监督、指导检查人员完成任务；③整理半年以上未检查的近视高危人群名单，安排专职人员电话通知管辖学校校医；④监督检查完成后的数据上传工作。

3. 对筛查人员的要求

（1）按本项目工作实施指南各项要求严格实施，不得擅自改变检测内容和要求。

（2）提前做好各项准备工作（如检查、校正仪器等）。

（3）检测时严肃认真，操作规范，确保检测质量。对数据弄虚作假行为一经发现将进行严肃处理、追究责任。

（4）对待受检者应耐心、和蔼，遇到问题时要做细致工作。

（5）尊重少数民族学生的风俗习惯。

（6）团结互助、密切配合，共同完成任务。

二、组织管理

深圳市儿童青少年近视防控项目构建以领导小组为核心，近视筛查联盟医院等专业机构为主体，专家组为支撑的组织管理体系，为儿童青少年近视防控项目的开展提供了有力保障。

（一）组织架构

1. 领导小组

深圳市儿童青少年近视防控项目的工作领导小组由市、区（含新区）卫生健康和教育行政部门及相关单位的负责人组成，目的在于加强组织领导，优化顶层设计，落实主体责任，凝聚防控合力。由深圳市卫生健康委和深圳市教育局分管领导组成的近视防控工作领导小组，对全市近视防控工作统一部署、统一推进、统一考评，推动形成政府主导、医教结合、家校协同的近视防控工作格局。

2. 专业机构

（1）眼科联盟医院：为了联合全市的专业机构提供专业服务，深圳市政府依托深圳市眼科医院成立深圳市儿童青少年近视防控中心，协同深圳市妇幼保健院、深圳市疾病预防控制中心，整合全市眼科资源共同成立近视防控联盟医院，为儿童青少年近视筛查提供专业服务，同时构建深圳市儿童青少年近视防控工作平台。

（2）儿童青少年近视防控中心：负责指导各级医疗卫生机构开展近视筛查，为近视人群提供科学的屈光矫正和治疗服务，推广适宜的干预措施；做好儿童青少年眼健康档案的管理，分析辖区筛查数据；组织开展视光人员、学校卫生人员近视防控专业技术培训；开发近视防控的健康教育材料，并开展多渠道的健康教育活动；开展近视防控新方法、新技术、新设备科学研究。

（3）项目实施定点机构：试点区项目领导小组办公室明确参与儿童青少年近视筛查和复诊的医疗机构资质要求，组织定点医疗机构开展近视防控筛查、干预、随访管理、健康教育和信息数据平台建设等工作。推广专家下沉社区经验，由社区卫生服务中心依托定点医疗机构，开展近视筛查、复诊、近视高危复查等业务，为辖区儿童青少年眼保健提供便利。

3. 项目工作组

为了保障深圳市儿童青少年近视防控工作的顺利开展，项目成立了工作组，由市、区卫生健康和教育行政部门及相关单位的项目负责人以及具体工作人员组成。项目工作组下设项目事务办公室，设在市儿童青少年近视防控中心（深圳市眼科医院）。

4. 项目专家组

组织眼科临床、眼视光、公共卫生、健康教育等领域专家组成适宜技术专家指导组。专家技术组负责对项目实施全过程进行技术指导，包括筛查、建档、转诊和矫治一体化机制建立，信息化建设，数据分析评估，人员培训等内容。适宜技术专家指导组吸纳试点区项目技术负责人和眼科临床、公共卫生、健康教育机构专家加入。充分发挥预防医学会、妇幼保健协会、视光学会、儿童眼科学会等学术团体和行业协会的力量。

通过市儿童青少年近视防控中心专家委员会，进一步完善近视高危复查诊疗规范和操作流程，并对近视干预相关措施进行论证，为深圳市儿童青少年近视防控工作的开展提供建议和支持。市儿童青少年近视防控中心会同市教育局制定年度实施计划，就近视筛查、智能信息平台建设、校医协同、近视干预等做了细致安排，为近视防控提供专业技术支撑。

同时加强对基层妇幼工作者的技术培训，充分发挥妇幼保健机构公共卫生职能，2020年，市儿童青少年近视防控中心分别于1月、6月和8月先后 6 次对全市中小学校卫生专业技术人员（校医）和兼任健康教育的教师等进行授课培训。

5. 联席会议

深圳市卫生健康委同深圳市教育局等相关部门完善综合防控联席会议机制，加强统筹协调、综合管理和督促检查。市卫生健康委会同市教育局与各区人民政府明确职责任务，落实主体责任，全面推进近视防控工作。

（二）部门职责

各区政府承担辖区儿童青少年近视防控主体责任，主要负责人亲自抓好各项防控措施落实。教育、卫生健康、文化广电体育旅游、财政、人力资源与社会保障、市场监管和新闻出版等市级部门要切实履行好相关责任，加强沟通、协调与配合，联动保障近视防控工作有效落实。

1. 市教育局

市教育局积极推进实施健康校园行动计划：①进一步完善中小学（包括幼儿园）的体育卫生制度，扩大中小学体育场地使用面积，并提高教师的素质。②加强学校卫生室和校医队伍建设，督促学校配足配齐卫生专业技术人员，并按要求完善相关设施配备，建立并完善学校与对口协作基层医疗集团协作机制，切实保证学生健康体检、学生课桌椅配置和教室采光照明达标等各项近视防控措施得到有效落实。③鼓励相关高校设置视力健康相关专业，加强视力防控技术和健康管理相关研究，为学生视力健康问题提供技术保障。④协调各相关部门为给学生创设健康成长环境提供政策支持，指导各地区的教育行政机关和学校，进行有关的健康教育宣传，推广"家-校-卫"联动学生健康教育项目，依托家委会、家长学校、家庭教育大讲坛等各类平台，加强家长近视防控健康教育和技能培训，形成家校协同防控的"深圳模式"。⑤会同有关部门开展儿童青少年近视综合防控示范学校创建工作，强化示范引领，逐年遴选建立儿童青少年近视防控示范学校。⑥加强校外培训机构规范治理，会同有关部门，定期对中小学校和校外培训机构教室采光照明、课桌椅配备、电子产品等达标情况开展全覆盖专项检查，对发现的问题及时督促整改。⑦将落实儿童青少年近视防控工作作为区级教育行政部门和各学校年度目标考核内容，将落实儿童青少年近视防控工作情况作为学校管理、校长和教师评优评先、绩效考核的重要依据，将落实儿童青少年近视防控工作情况纳入各级教育督导体系，对学校近视防控工作开展经常性督导。

2. 市卫生健康委

市卫生健康委主要负责对近视防控工作提供专业技术支持。①研究确定近视防控健康教育内容和干预措施。②督促市儿童青少年近视防控中心完善儿童青少年视力健康服务网络建设，建立分级诊疗、全程管理的医防融合体系，为全市儿童青少年近视防控工作提供技术保障。③加强基层全科医生眼科诊疗能力培训，培养儿童青少年近视防控基层专业人才，为辖区儿童青少年提供科学规范的诊疗、干预等服务。④进一步完善深圳市儿童青少年视觉健康监测体系，进行数据采集和信息收集，实现儿童青少年视觉健康监测的信息化。⑤联合有关部门，对学校、托幼机构、校外培训机构的教室（教学场所）进行"双随机"检查，并将检查结果记录下来，向社会公布。⑥会同教育、人力资源和社会保障部门，完善深圳市学校卫生专业技术人员职称评审政策，允许符合条件的校医在对口协作基层医疗集团注册，参加专业技术资格考试和职称评审。⑦会同有关部门，组建儿童青少年近视防控专家组，研究诊疗新技术，推动出台深圳市近视防控工作规范标准，提高防治水平。⑧协同教育部门，积极推进"家-校-卫"联动学生健康教育项目，形成家校协同的近视防控深圳模式。

3. 市文化广电旅游体育局

增加适合儿童青少年户外活动的场地和设施，推动公共体育场馆向儿童青少年免费或优惠开放。鼓励社会力量建设满足不同年龄段儿童青少年需求的多功能运动场、水上乐园、室内滑雪场等。积极引导支持社会力量举办形式多样的儿童青少年户外活动和体育锻炼项目，组织开展冬令营、夏令营等形式多样的体育活动，积极开展儿童青少年冰雪运动，引导家长带动孩子积极参与户外活动。鼓励各级各类社会体育指导员在做好自身安全防护的前提下，为广大儿童青少年参与体育锻炼提供科学指导。严格按照国家有关强制标准，推动符合条件的公共体育场馆在落实疫情防控措施前提下向社会开放。

4. 市财政局

对投入进行合理的规划，并积极支持有关部门，进行儿童青少年健康体检、儿童青少年视力监测、学生近视防控干预、学校教室照明及视觉环境改善等儿童青少年近视综合防控相关工作。

5. 市人力资源和社会保障局

会同教育、卫生健康部门完善学校卫生专业技术人员职称评审政策，支持儿童青少年近视防控人才队伍建设。

6. 市场监管局

对验光配镜行业进行严格的监督，对眼视光产品的监管和计量进行强化，对眼镜和眼镜片的生产、流通和销售等方面进行执法检查，对眼镜片市场进行规范，防止不合格的眼镜片进入市场。加大对广告的监督力度，对违法的近视防治产品广告进行依法查处。负责推进相关的国家强制性标准的实施。

7. 市新闻出版局

落实国家制定的网络游戏适龄提示制度，采取措施限制未成年人使用时间。充分发挥媒体宣传优势，利用公益广告等多种形式配合开展儿童青少年近视防控专题宣传教育活动。按职责推动国家有关强制标准落实[251]。

（三）组织保障

1. 加强组织领导

建立市级近视防控联席会议机制。相关部门定期召开专题会议研究推进儿童青少年近视防控工作，统筹、指导、监督和考核全市儿童青少年近视防控工作。各区建立区级近视防控联席会议机制，统筹协调组织开展辖区儿童青少年近视防控工作。各学校应成立由校（园）长任组长的学校近视防控工作组，全面推进落实各项近视防控措施。

2. 形成协作网络

市儿童青少年近视防控中心牵头组建市级儿童青少年近视防控专家组，为全市儿童青少年近视防控工作提供技术支持。联合市疾病预防控制中心、市妇幼保健院和全市近视防控联盟医院，组织开展近视防控各项技术工作。积极动员各部门参与，营造儿童青少年眼健康支持性环境，形成学校、家庭、基层医疗集团、区域医疗中心"四位一体"的近视防控协作网络，建立近视防控工作长效机制。

3. 落实评议考核制度

实行主要领导负责制。深圳市政府已明确规定，由市教育局和各区政府签署一份"全面推进儿童青少年近视防控"的责任清单，并由市政府一把手抓落实。严禁按照高考分数、学校升学率等指标对教育行政部门进行考核。把儿童青少年近视防控工作、总体近视率、体质健康等内容纳入政府工作考核体系中，纳入学校综合评估指标体系和对学校领导的年度考核。各区儿童青少年近视防控工作考核评议结果经深圳市政府审定后，按程序向社会公布。各区应在评议考核结果通报 1 个月内向市教育局提交整改报告，提出整改措施并明确整改时限。

（四）专业培训

为顺利推进近视防控工作，充分发挥深圳市眼科医院眼视光专业优势，成立市儿童青少年近视防控中心专家委员会，进一步完善近视诊疗规范和操作流程，并对近视干预相关措施进行论证。市儿童青少年近视防控中心会同市教育局制定年度实施计划，就近视筛查、智能信息平台建设、校医协同、近视干预等做了细致安排，为近视防控提供专业技术支撑。由深圳市眼科医院牵头联合深圳市疾病预防控制中心、深圳市妇幼保健院，对全市卫生健康部门、教育行政部门、近视防控联盟医院项目负责人和幼儿园园医、中小学校医，针对筛查方案实施细则、年度实施计划、近视普查标准化流程、项目质量控制、技术规范、近视防控要点等进行专业指导和培训，确保筛查质量。

"纳入筛查队伍的人员必须要经过我们的培训，比如哪个医院想要筛查的，我们都要去进行培训。"（访谈记录：深圳市儿童青少年近视防控项目工作人员 M，20230329）

2019 年，开展近视筛查技术操作培训 1022 人次，深圳市眼科医院派出 958 人次近视筛查骨干对驻点学校开展近视筛查，指导筛查工作，对近视筛查人员、教育行政人员、校医（园医）开展培训 2409 人次。2020 年，深圳市儿童青少年近视防控中心分别于 1 月、6 月和 8 月先后 6 次对全市中小学校卫生专业技术人员（校医）和兼任健康教育的教师等进行授课培训。具体内容如下：

1. 项目启动培训

（1）培训对象：市、区（新区）卫生健康和教育行政部门及近视防控联盟医院项目负责人。

（2）培训内容：项目任务和规划，解读项目技术方案、质量控制标准，数据平台操作流程，筛查技术指引。

2. 近视筛查技能培训

（1）培训对象：各近视防控联盟医院及全市幼儿园和中小学参加近视筛查及近视高危人群检查的校医（园医）、各区（新区）疾病预防控制中心相关人员。

（2）培训内容：包括技术方案及规范、现场工作流程、质量控制工作流程、表格填写及数据上传、近视高危人群干预措施等。对学员进行理论和实际操作的考核。

3. 近视干预技能培训

（1）培训对象：参加日常近视预防工作的教师、校医、学生、学生家长代表及相关人员。

（2）培训内容：近视防控方案细则，包括技术方案内容、质量控制工作流程、表格填写及数据上传等。还包括近视防控措施，远视力检查、屈光检查注意事项等。

（五）经费保障

深圳市将儿童青少年近视防控工作纳入重点民生项目管理，该项目经费纳入政府投资项目计划，由市级财政和各区财政共同承担。同时动员全社会力量，鼓励支持企事业单位、公益组织及个人积极参与青少年近视防控服务工作。

在访谈中，深圳市儿童青少年近视防控项目工作人员介绍了项目的经费状况："深圳市政府高度重视儿童青少年近视防控项目，儿童青少年视力筛查是全部免费的，由政府出资购买筛查设备。"（访谈记录：深圳市儿童青少年近视防控项目组成员，20230329）

三、工作流程

（一）实施方案

1. 制定实施方案

根据《儿童青少年近视防控适宜技术试点工作方案》和《儿童青少年近视防控适宜技术指南》，充分考虑地方特色和条件，综合应用七大适宜技术，或选择性应用多种组合技术，因地制宜地制定有可行性和推广性的近视适宜技术实施方案，并对工作目标、工作内容、进度安排、效果评价、组织管理和职责分工等内容进行明确和细化。

2. 技术培训

深圳市卫生健康行政部门组织或委托同级专家指导组定期、逐级举办培训，对参加的学员进行理论及实际操作考核。市级培训内容包括：介绍项目任务和规划，解读项目实施方案、筛查技术及流程、质量控制标准和要点，筛查结果分析，介绍近视干预方法、学校卫生标准、高危人群干预措施及科学诊疗及矫治等。培训对象包括：中小学管理者、校医和保健老师、参与项目实施的眼科医生和公共卫生专业人员等。

（1）操作技能培训

①明确儿童青少年近视筛查的检查任务和检查指标。

②采用影像资料辅助培训，以增强培训效果，使检测人员掌握技术要领。

③培训者明确分工，进行专业性强化训练或小范围实习。对从事同一检测项目的人员进行可信度及重复性检验。

④所有参加检测的专业人员都需接受专家组考核，考核合格者方可参加正式检查工作并需定期接受监督考核。考核方式包括笔试及现场操作，操作考核包括视力检查、屈光度检查、筛查电子系统的操作。

（2）对筛查人员培训

①按筛查各项要求严格实施，任何人不得擅自改变检测内容和要求。

②提前到现场做好各项准备工作，如仪器的摆放、校正仪器等。

③检测时严肃认真，操作规范，确保检测质量。对数据弄虚作假行为一经发现将进行严肃处理、追究责任。

④对待受检者应耐心、和蔼，遇到问题时想办法解决或向队长及时反馈。

⑤团结互助、密切配合，共同完成任务。

⑥主动维护检测场所安静。

3. 组织实施

健全组织管理机制，从视力健康管理、视觉友好环境建设与健康行为促进以及医疗保健服务规范等方面按工作计划组织实施。

（1）强化政府领导：将近视防控工作、总体近视率、体质健康等内容纳入政府的综合评价体系，签署"全面强化近视防控"责任书。

（2）加强部门分工合作：建立健全儿童青少年近视综合防控部门联席会议制度，定期开展部门联席会议，形成共同研究部署、落实儿童青少年近视综合防控工作计划、推广儿童青少年近视防控关键技术、探索适合本地实际的近视防控措施和方法的工作格局。

（3）近视定期筛查：在学校中，应加强视觉卫生工作，构建视觉卫生工作网络和家校互动的网络。在卫生健康委的指导下，各教育部门、各学校严格执行学生的身体健康检查、一学期两次视力检查；以此为基础，构建一个儿童青少年的视觉健康电子档案，并将视觉检测的结果及时地反馈给父母，构建一个"家-校-卫"三方合作的、智慧的视觉健康管理工作机制；针对不同年龄段的眼视光发育特征和严重度，实施分类管理，制定有针对性的个体化预防和治疗方案。

（4）加强近视监测：根据广东省中小学生常见疾病及相关因素监测计划，科学选择各监测点学校、采样群体，强化现场检查与质控，对各地区的中小学生视力进行实时监测。

（5）科学规范近视矫治：以儿童青少年的视力情况为依据，展开科学的验光和相关的检查，对其进行明确的诊断，并依照诊疗标准进行矫正，构建分级转诊制度，从而减少新发近视的发生，延缓近视的发展，从而有效地预防高度近视的发生。

（6）加强科普宣教：充分发挥社会各方面力量，在学校、家庭和社区广泛开展符合儿童青少年年龄特点、具有地方特色的健康教育活动。开发生动活泼的近视防控知识技能宣传片、动漫等，使学生近距离用眼时间过长等不良用眼行为明显减少。将儿童青少年近视防控工作纳入学校健康教育体系，明确相关部门和学校职责，充分发挥家长委员会作用，引导家长参与学生近视防控工作。通过广播电视、专家宣讲、报纸、APP、微信等多种方式，在学校、家庭和社区广泛开展视力健康宣传教育活动，加强儿童青少年近视防控知识宣传普及，推广儿童青少年近视防控的知识和关键适宜技术，形成个体、学校和社会关注科学用眼护眼的良好氛围。

（7）改善视觉环境：加强对中小学教学生活环境的监督检测。各级教育行政部门要会同有关部门，加强对中小学的监督检测，探索设立规范化视觉环境标准教室，推动中小学改善教学设施和条件，为学生提供符合用眼卫生要求的采光照明环境和课桌椅。每学期对学生课桌椅高度进行个性化调整，推动课外培训机构改善办学条件。会同相关行业主管部门，加强对课外培训机构教室采光照明、课桌椅配备、电子产品等达标情况的全覆盖专项检查。

（8）动员全社会参与：以家庭为单元，广泛发动社会力量共同参与，推动近视防控做到全社会共治共享。强化对家庭用眼环境的指导和管理，从校外学习减负、增加户外活动时间、家庭照明环境改善等方面提高家长近视防控认知水平，强化家庭端近视防控措施。

（二）工作职责

1. 行政机构

（1）深圳市卫生健康委、深圳市教育局：主要负责总体部署、组织协调，组建工作组，督导工作进展和质量，对项目完成情况进行考核评估。

（2）各区卫生健康行政部门：按《深圳市儿童青少年近视防控项目工作指南》要求建设近视筛查联盟医院和高危人群检查定点联盟医院。统筹安排筛查机构技术人员配备，近视高危人群检查定点医院设备配置。监督辖区近视防控联盟医院完成工作任务。未能按期完成工作任务或工作质量达不到标准且未能及时整改，将被取消联盟医院资格。

（3）各区教育行政部门：负责学校学生近视预防干预措施的落实和监管。负责幼儿园、中小学校的组织动员，统筹幼儿园、学校配合完成近视筛查工作、落实近视干预措施；按标准配备校医（园医）；为学校建立校园"健康小屋"提供设施保障；将学生近视筛查率、户外活动时间、近视高危人群复查、接受医学干预覆盖率等近视防控措施和近视率每年降低1个百分点纳入学校考核指标，明确校长是第一责任人，组织学校近视防控考核评估。

2. 实施机构

（1）深圳市眼科医院：负责牵头制定中小学学生近视筛查工作方案和

组织实施；严格按照《深圳市儿童青少年视力综合防控项目检查规范》要求开展中小学近视筛查、质控和考核工作；负责全市中小学眼健康档案建档和数据管理；负责各区近视防控联盟医院近视筛查资格审核；联合市妇幼保健院、市疾病预防控制中心，为技术队伍人员、校医（园医）技术操作、近视防控措施提供培训和指导；协调管理本次筛查所需设备；上报项目结果，统筹并指导"家-校-卫"近视防控健康促进工作；设计并统一编写眼保健科普知识宣传材料；负责近视防治技术标准起草和认定。2020年3月，深圳市眼科医院近视防控门诊开始运营，开展电脑验光、非接触式眼压检查、生物测量仪（眼轴长度、角膜曲率）检查项目。该门诊从临床诊治到科普宣传，从视力监测到科学指导，创新打造一种全方位、全过程服务的门诊模式，提供个性化的近视防控服务。

（2）深圳市妇幼保健院：负责学龄前儿童的近视调查工作，按照学龄前儿童视力检查相关标准开展具体工作，统筹各区托幼机构的近视调查工作。同时承担市、区幼儿园保健医生和各区妇幼保健院眼科、儿保科群体眼保健医务人员的培训及考核，并对各区妇幼保健院的近视调查工作进行协调督导。各区妇幼保健院需配合市妇幼保健院的近视筛查工作安排，完成各辖区幼儿园的近视筛查工作，并做好数据的管理及异常儿童的复查管理工作。

（3）近视防控联盟医院：为进一步做好全市近视高危学生复查工作，方便近视高危学生就近复查，深圳市儿童青少年近视防控中心联合全市眼科资源组建深圳市儿童青少年近视防控联盟医院。按《深圳市儿童青少年近视防控项目工作指南》要求开展近视防控工作，接受督查和考核。近视筛查联盟医院组建校园筛查技术队伍，完成学校学生近视筛查工作任务，检查数据实时上传至深圳市儿童青少年近视网络平台，达到质量控制标准。近视高危人群检查定点联盟医院为高危学生复诊提供绿色通道。

（4）各区妇幼保健院：配合深圳市眼科医院、深圳市妇幼保健院的近视筛查工作安排，根据《深圳市学龄前儿童近视筛查方案》完成各辖区幼儿园的近视筛查工作，对近视筛查质量控制工作进行指导和督导，并做好数据的管理及异常儿童的复查管理工作。

（5）疾病预防控制机构：各级疾病预防控制机构配合深圳市眼科医院、深圳市妇幼保健院开展近视防控措施培训、筛查质量控制培训等工作；负责近视筛查工作的联络配合，对近视筛查质量控制工作进行指导和督导。负责学校教学与生活环境监测，配合落实"家-校-卫"近视防控健康促进工作。开展儿童青少年近视防控策略与措施实施指导和防控效果考核评价，对儿童青少年近视防控工作、总体近视率和体质健康状况进行督导评估。市、区疾病预防控制中心分别对幼儿园和中小学校学生监测数据进行汇总、分析，并上报本级卫生健康行政部门。

（6）学校（幼儿园）：成立学校近视防控工作小组，校长任组长，设专人负责学生近视防控工作。做好近视筛查的配合工作，提供学生名单等基础信息；为相关部门开展学生近视筛查、环境监测、近视干预提供绿色通道；在市儿童青少年近视防控中心（深圳市眼科医院）、市妇幼保健院和市、区疾病预防控制中心指导下开展健康教育并落实"家-校-卫"近视防控健康促进工作；负责近视高危学生复查通知。工作过程中发现问题及时向深圳市儿童青少年近视防控中心（深圳市眼科医院）、深圳市妇幼保健院、深圳市疾病预防控制中心工作小组成员反馈。

（三）过程管理

1. 调研指导

在项目开展的过程中，各区工作领导小组、近视防控办公室对项目实施进行全程技术指导，不定期组织开展现场指导，了解儿童近视防控工作进展和需求，督促落实各项工作措施；适时对项目实施和管理效能进行评价，开展干预技术中期效果评估，包括项目执行力度、覆盖面、可接受性、试点过程中出现的困难和问题等。省级会同有关地市定期开展调研指导，促进试点地区完善儿童近视防控相关管理制度、落实人财物；在群体性干预工作和多区域近视防控数据基础上，对近视综合防控干预效果进行分析评估。

2. 总结评估

市、区每年对近视防控工作进行总结自评，重点评估工作措施落实和指标完成情况、项目特色和工作成效，指出近视防控项目实施过程出现的技术问题、流程问题、质控检查出现的问题以及其他相关的问题，讨论形成整改建议，最后形成文字报告，上报省卫生健康委。省卫生健康委组织适宜技术专家指导组根据各地自评情况，开展综合评议，挖掘试点工作经验，提出工作建议，形成反馈意见。

（四）技术流程

1. 筛查流程

深圳市近视防控项目筛查流程如下：在开展筛查工作前，首先进行筛查学校前期调查，确定所承担的目标人群数量；确认目标人群名单，并根据身份证号生成二维码；筛查机构根据实际情况制订工作计划，确定筛查时间和地点等；正式开始时核实身份信息，并记录戴镜史；进行远视力检查和非睫状肌麻痹屈光检测；筛查出的非高危人群建议加强近视的预防，高危人群则提供转诊单接受复诊（图4-1）。

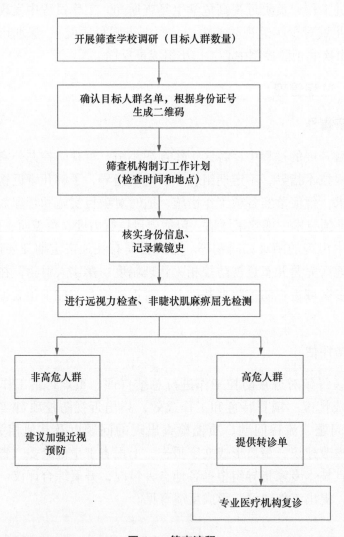

图 4-1 筛查流程

2. 近视高危人群复诊流程

深圳市儿童青少年近视防控项目近视高危人群复诊流程如下：在进行前期调研后，复诊机构确定接诊高危人群的检查时间段和人员，核实其转诊单和身份信息；接着进行眼球生物学测量和睫状肌麻痹屈光检测；结果由中级职称及以上医师做出诊断，分为无需治疗、仅需配镜、配镜并进行近视控制治疗和转诊等不同情况（图 4-2）。

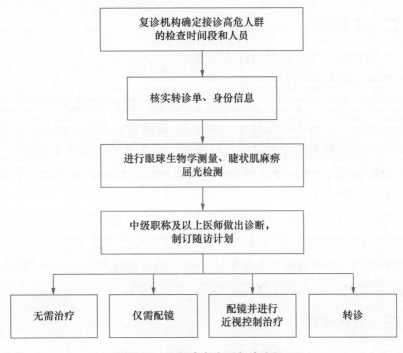

图 4-2　近视高危人群复诊流程

四、工作目标

按照《市卫生计生委关于印发深圳市公共卫生服务强化行动方案的通知》（深卫计发〔2018〕55 号）和《市卫生健康委市教育局关于印发深圳市近视防控实施方案的通知》（深卫健公卫〔2019〕39 号）等文件要求，项目预计具体实现如下目标：

（一）总体目标

1. 全面掌握深圳市儿童青少年近视患病情况，通过深圳市儿童青少年近视防控项目的开展,预计实现近视筛查约 158 万例,对近视高危学生进行全面眼部检查,并在此基础上,构建儿童青少年近视防控大数据平台,对高风险人群进行早期智能预警。

2. 促进全市儿童青少年养成良好眼健康行为习惯,提高近视患病人群干预率、治疗率和控制率。

3. 实现全市儿童青少年新发近视率明显下降,全市儿童青少年眼健康整体水平大幅提升。

(二)主要指标

1. 儿童及中小学生眼健康筛查覆盖率≥ 90%。

2. 青少年眼健康档案建档率≥ 90%。

3. 学校、幼儿园卫生室及近视防控联盟医院的近视防治工作人员培训覆盖率≥ 90%。按标准配置校医(园医)、健康教育老师,使其 3 年累计培训率≥ 95%,掌握近视干预措施、检查视力、上传检查结果等技能。

4. 根据深圳市 2018 年度的少年儿童近视筛查结果,儿童青少年整体近视率逐年下降超过 1%。

5. 争取在 2023 年前,使全市新发近视率有较大幅度降低,并使总体视觉健康水平有较大提高,其中,6 岁以上儿童近视发生率低于 3%,小学近视发生率低于 38%,初中近视发生率低于 60%,高中近视发生率低于 70%。全国大学生的身体素质达到国家规定的要求,优秀率超过 28%。

(三)目标考核

领导小组组织专家对项目的组织、进度、实施过程、效果和经费使用情况进行定期督导,考查年度近视率下降情况。考核结果向社会公开。各筛查单位严格按照《市卫生健康委市教育局关于印发深圳市近视防控实施方案的通知》(深卫健公卫〔2019〕39 号)文中的"深圳市视力综合防控项目检查规范"进行操作,深圳市和各区疾病预防控制中心指导并督导各筛查队伍开展随机抽检、复查等质控工作,保证筛查质量。

五、工作任务

深圳市儿童青少年近视防控工作任务主要包括近视的筛查工作、儿童青少年近视的防控干预工作、学校课桌椅及照明卫生检测工作、学生眼健康行为监测工作、建立完善信息平台、进行近视防控宣传及健康教育等。

（一）近视筛查

1. 筛查项目与要求

按照《教育部等八部门关于印发〈综合防控儿童青少年近视实施方案〉的通知》（教体艺〔2018〕3号）、《国家卫生健康委关于印发近视防治指南、斜视诊治指南和弱视诊治指南的通知》（国卫办医函〔2018〕393号）等工作要求，全面贯彻落实习近平总书记对中小学生近视问题的重要指示精神，进一步降低中小学生整体近视发生率，切实保障深圳市中小学生视觉健康，结合《市卫生计生委关于印发深圳市公共卫生服务强化行动方案的通知》（深卫计发〔2018〕55号），深圳市卫生健康委组织深圳市眼科医院（并眼科医院联盟）、市妇幼保健院（并各区妇幼保健院）主要实施，市疾病预防控制中心（并各区疾病预防控制中心）配合开展了深圳市儿童青少年近视筛查工作，自2019年起，每年开展一轮（表4-1）。

（1）筛查人群：全市幼儿园儿童以及全市中小学在校学生。建立视力定期筛查制度，筛查频率每学年不少于一次，并建立儿童青少年眼健康档案。预计完成近视筛查约158万例，对近视高危学生进行全面眼部检查，并建立眼健康档案。

（2）主要筛查项目：包括裸眼视力、戴镜视力，屈光检测球镜和柱镜，非睫状肌麻痹下屈光检查，眼轴长度，角膜曲率测量，以及视觉健康影响因素评估。

（3）视力不良判断标准：任意一只眼睛裸眼视力小于5.0判断为视力不良。

（4）近视判断标准：参照国家近视筛查标准：任意一只眼睛裸眼视力小于5.0并且屈光检测等效球镜（球镜＋1/2柱镜）小于−0.5即判断为近视，或者配戴角膜塑形镜直接判断为近视。

（5）学校、幼儿园近视筛查

1）基本信息：包括区名称、学校名称、年级、班级、姓名、性别、民族、身份证号、出生日期、学号、联系电话。

2）远视力检查：该项检查的场所、器材、人员要求、检查方法和要求以及数据记录要求参见《深圳市儿童青少年视力综合防控项目检查规范》（表4-1中简称《检查规范》）。

表 4-1 近视筛查联盟医院筛查绩效考核评分

调研内容	内容及要求	满分	得分
检测队伍	队伍构成：每个筛查队拥有医学或眼视光相关专科以上学历的人员至少2名，卫生相关专业人员持有毕业证书＞70%，卫生相关专业实习人员＜30%	10	
	检测人员资质：有资质证书复印件	5	
	全部测试人员通过市级或区级培训	10	
远视力检查	所用视力表是否为对数视力表	4	
	视力表是否正常运作	4	
	地面是否标识检查距离（5 m）	4	
	戴镜者是否检查戴镜视力	4	
	是否先右眼后左眼	4	
	是否自上而下检查	4	
	跳行是否5行以内	3	
	视力数据是否正确上传	3	
屈光检测	验光仪是否符合《检查规范》的要求	5	
	戴镜者是否摘去眼镜后再验光	5	
	是否每眼测量3次	5	
	其中任意2次的球镜度数测量值相差≥0.50 D，是否额外测量	5	
	验光数据是否正确上传	5	
复测	复测率	10	
	复测错误发生率	10	
合计		100	

3）小瞳屈光检测：远视力检查结果≥5.0的学生也应当进行小瞳屈光检测。该项检测的场所、器材、人员要求、检查方法、检查要求和数据记录要求参见《深圳市儿童青少年视力综合防控项目检查规范》。

4）结果判定：筛查的近视标准为裸眼视力＜4.9且非睫状肌麻痹下电脑验光等效球镜＜－0.50 D，符合标准者发放复查通知，其中裸眼视力＜4.7者应到具备近视控制手段的医院进行检查。

（6）定点联盟医院近视高危人群检查：定点联盟医院开展近视高危学生检查的场所、器材、人员要求、检查方法、检查要求和数据记录要求参见《深圳市儿童青少年视力综合防控项目检查规范》。

2. 质量控制

（1）安排质控人员：为了确保测试工作的质量，必须对测试现场进行质量控制。市儿童青少年近视防控中心协调各级疾病预防控制中心设立了质控员，不定期地检查测试的质量。

（2）质控人员职责

1）检查筛查设备：地面距离标识线是否准确，视力表与学生眼睛距离是否符合 5 m。现场网络连接、筛查系统正常运行。视力表是否反光，角度是否合适。每个筛查任务开始前，电脑验光仪有无使用标准模拟眼校正且达标，柱镜调到负值状态，屈光度步长调为 0.25 D，镜眼距为 12 mm。

2）筛查结果记录：如果在数据后台发现了缺失、错误、可疑的数据，应该让筛选人员当场进行补测、重测，确保数据不会出现缺失、错误、可疑的情况。

3）对各筛查小组进行不定期的随机再测试：按照每天不低于 5% 的检测人数的比例，来抽取复测对象，分别对左右眼裸眼视力、戴镜视力、球镜和柱镜度数进行重新测试，保证复测对象的数据采集精度达到 90% 以上，并在后台对复测数据进行实时监控。

4）核查工作的质量，确保检验结果符合要求，检验结果有无错误。

5）做好质量管理工作：现场质量控制要求将当日参与筛查和记录的人员姓名、被检查出的不合格记录以及其他相关情况，都记录在专用的记录本或表格中。

6）检查筛查人员操作是否遵守培训标准：按照《中小学生屈光不正筛查规范》（WS/T663-2020）、《儿童青少年近视筛查规范》（国卫办疾控函〔2018〕932 号）、《广东省卫生健康委办公室关于印发〈广东省儿童青少年近视防控筛查流程专家共识（2020 版）〉的通知》（粤卫办疾控函〔2020〕60 号）相关要求，对筛查人员操作方法进行现场检查和指导。

（3）质控方法

1）鉴于年级、年龄、性别是分类统计的基础，除认真检查各项指标外，要着重审查年级、出生日期、性别的填写是否有误。应当面核对受检者的姓名、年级、身份证号、性别、出生日期。

2）核对各项指标数据，凡有缺项者应及时补测。

3）通过对被试者的观察，根据他们的状况，推断出有问题的数据。例如，一名学生戴着眼镜，但裸眼视力超过 5.0。

4）在现场的筛查过程中，每年级抽取 2 个班，班级人数 ≥ 80 人，随机抽取 10% 学生作为复测对象（不包括配戴角膜塑形镜者），进行左右眼裸眼视力、戴镜视力、球镜和柱镜度数的复测，以检验检测误差。

3. 强化视力复查

2020 年，深圳市眼科医院近视防控门诊运营，开展电脑验光、非接触式眼压检查、生物测量仪（眼轴长度、角膜曲率）检查项目。门诊从临床诊治到科普宣传，从视力监测到科学指导，创新打造一种全方位、全过程服务的门诊"深圳模式"，提供个性化的近视防控服务，更好地构筑近视防控网络，守护孩子们的视力健康。

4. 近视筛查试点

光明区作为全市儿童青少年近视筛查工作试点区，为儿童青少年建立屈光发育档案，跟踪监测，以突出试点带动，强化示范引领。深圳市儿童青少年近视防控中心对筛查试点建设进行业务培训和指导，提升筛查技能，积累近视筛查经验。2019 年上半年圆满完成光明区幼儿园和中小学学生近视筛查工作，下半年将光明区的筛查模式复制推广至深圳其他区，全面提升了深圳市儿童青少年近视筛查能力。

（二）近视干预

1. 近视防控指导思想

根据不同年龄阶段特点，采取不同的近视防控策略。学前阶段（0 ～ 6 周岁），家长应积极带孩子到户外活动，要控制其看电视、玩手机的时间。小学阶段（6 ～ 12 周岁），在进行近视防控时，应该把培养良好的生活习惯作为主要内容，要经常对视力与屈光发育进行密切的观察，预防近视发生。中学阶段（12 ～ 18 周岁）近视防控需要孩子主动参与和多方支持，应在学习与生活上实现平衡，加强体育锻炼，防止近视发生与发展，要注意的是，如果已经近视，就要避免发展成为高度近视，而对于已经发展成为高度近视的学生，要注意防控并发症。

2. 近视防控干预项目点

（1）全市各区幼儿园、中小学作为儿童青少年近视防控工作项目点，开展儿童青少年近视防控干预。

（2）由深圳市儿童青少年近视防控中心组建近视防控联盟，开展近视高危人群干预适宜技术研究和推广。

3. 近视防控干预措施

（1）建立近视预警：远视储备就是儿童对应年龄的生理屈光状态，如果远视储备不足，应当引起重视并增加复查频率。

（2）加强科普宣教

1）加强近视防控健康教育，各年级每学年开设1节相关内容健康教育课，提高学生爱眼护眼的意识，养成学生良好的用眼卫生习惯。学校通过家长会、家长学校、家校平台等向家长普及核心知识，家校配合防控学生近视。

2）了解近视发生的环境影响因素，如教育时间长、户外活动时间少，以及电子产品使用不当、读写姿势不正确、采光照明不足、营养不均衡等，综合施策才能取得成效。

3）了解近视危害的严重性，增强近视防控的紧迫感。中小学生近视高发、低龄化、重度化趋势明显。高度近视可引发白内障、青光眼、视网膜脱落、黄斑变性等严重并发症，已经成为致盲的首要原因。

（3）减少视近时间

1）要根据全国课程大纲和课程标准等要求，进行"零起点"教学。

2）小学一、二年级的统考可由学校安排1次，其他年级的统考不得多于2次。小学不能举办选拔性或与升学相关的统考。

3）按照《中小学生一日学习时间卫生要求》（GB/T17223-2012），安排一日学习时间，以及课时、家庭作业、睡眠、课间休息等时间。

（4）增加户外活动时间

1）增加体育与健康课时。小学每周5课时，初中每周3课时，高中每周3课时。

2）学生在校期间，每天户外时间累计两小时以上。利用一切机会和方式增加学生户外活动时间，如将羽毛球场地、乒乓球台等设置在户外。

3）尝试户外课堂。以不影响正常教育教学为前提，选择适合的课程和气候条件，将课堂移至户外（操场、附近公园等）。如班会、美术、自然与社会、思想品德、心理等课程。

4）提倡步行上下学。学校和家长探索结伴步行上学小组，划定路线以及家长接送点。

5）放学回家后家长、学生协商调整活动顺序，日落前先安排户外类活动，后安排室内作业时间。

6）节假日、寒暑假家长尽量让孩子到户外阳光下度过更多时间，结合学校布置的体育作业，每天不少于 2 小时。

（5）控制电子产品

1）在学校中，利用电子设备进行的授课时间不能超过总授课时间的 30%，并以书面形式进行授课。

2）不允许学生把自己的智能手机带进教室，如果带进了教室，要妥善保存。

3）学生们每天在家里每次使用电子产品的时间不应该超过 15 分钟，每天使用电子产品时间不应该超过 1 小时，在使用电子产品进行 30～40 分钟的学习之后，应该有 10 分钟进行远眺，让眼睛得到放松。

（6）改善视觉环境

1）教室照明卫生标准达标率 100%。在课堂上，保持教室黑板表面的平均照度在 500 lx 以上，照度均匀度在 0.8 以上。桌子表面的照度要保持在 300 lx 以上，并且照度均匀度要保持在 0.7 以上。

2）教室配备合格照明设备。教室使用的应该是不超过 26 mm 的细管径的直管型稀土三基色日光灯，在照明色温为 3300～5300 K 的情况下，照明的颜色指数不低于 80。采用 LED 灯的，光源色温为 3300～4000 K，且应符合国际电工委员会标准（IEC/TR62778-2014）。学校要求厂家提交相关强制性的安全检测报告[256]。

3）规范安装照明设备。为了降低由照明光源造成的直接眩光，教室里的灯具应该使用格栅灯罩，灯管布置长轴与黑板面垂直，灯具至桌面的悬挂高度不应该小于 1.7 m。

4）教学电子屏幕图像、文字显示稳定舒适，清晰可辨，避免眩光，过滤蓝光，具有广视角。建议面积为 50 m² 及以上教室配置电子屏幕显示面积不小于 86 英寸。

5）按照《学校课桌椅功能尺寸及技术要求》（GB/T3976-2014），学校课桌椅配置符合率不低于 80%。

6）每月调换学生座位至少 2 次。

（7）充分利用课间开展护眼活动

1）每天上、下午各做一次眼保健操，确保动作准确到位，可在户外做运动型爱眼操。

2）课堂上任课教师随时提醒学生保持正确的坐姿和读写姿势，可使用坐姿矫正器。

3）有序组织学生课间到室外活动或远眺，教师不得拖堂，学生不得连续长时间进行视近作业。

（8）建立眼健康档案

1）每学期 2 次视力筛查，近视筛查学生全覆盖。督促近视高危学生及时复查，早期发现近视的倾向或趋势，尽早采取医学干预。

2）一人一档，分档管理。对视力异常或可疑眼病的，提供个性化、针对性的干预措施。

（9）科学规范诊疗

1）在眼科医生指导下使用低浓度阿托品眼液防控近视。

2）在具备资质的医疗机构眼科医生指导下配戴角膜塑形镜，可矫正600 度及以下近视。

3）选择具备资质的专门机构验光配镜。

4. 儿童青少年近视防控工作试点区

2020 年 6 月，深圳市儿童青少年近视防控中心制定了深圳市儿童青少年近视眼防控试点学校创建行动方案，按照"分批创建，以点带面，全面实施"原则创建试点学校。2020 年 9 月，深圳市率先成立 4 所儿童青少年近视防控试点学校。各试点学校将通过宣传教育、增加课外活动、强化体育锻炼、改善校园视觉环境等措施，提高全校师生爱眼护眼相关健康知识，培养良好的用眼习惯。该行动旨在通过试点活动引领更多学校关注近视防控问题，并探索出具有深圳特色、行之有效的防控"深圳模式"。经推荐、复核，教育部将深圳市南山区纳入 2020 年全国儿童青少年近视防控改革试验区，进一步完善工作内容，强化示范引领，推介典型经验。

（三）环境监测

根据《学校卫生工作条例》《学校卫生综合评价》（GB/T18205-2012）及《关于开展全省学校卫生综合评价工作的通知》（粤卫函〔2015〕566 号）要求，以每两年监测全覆盖的频率，对学校的教学和生活环境进行全面的监测，并将监测的结果和卫生指导意见反馈给学校及教育行政部门。指导学校对不达标项进行整改。其中，与学生眼健康有关的监测项目为课桌椅分配及教室照明。2016—2019 年深圳市课桌椅及照明卫生监测依据如下。

1. 课桌椅

《学校卫生综合评价》（GB/T18205-2012）要求学校按照《学校课桌椅功能尺寸及技术要求》（GB/T3976-2014）分配符合学生身高的课桌椅，课桌椅分配符合率 ≥ 80%。

2. 教室照明

《学校卫生综合评价》（GB/T18205-2012）要求学校符合《中小学校教室采光和照明卫生标准》（GB7793-2010）中的 5 项卫生标准：

（1）课桌面上灯具垂直黑板布置。

（2）采用控照式灯具。

（3）灯桌间距 ≥ 1.7 m。

（4）课桌面照度 ≥ 300 lx，照度均匀度不应低于 0.7。

（5）黑板面照度 ≥ 500 lx，照度均匀度不应低于 0.8。

2019 年，深圳市卫生健康委会同市教育局组织开展全市儿童青少年近视筛查、学校桌椅及照明卫生监测、眼健康相关行为调查，对 24.6 万幼儿园大班学生和 149.7 万中小学学生进行了近视筛查，对 25 622 套课桌椅配置情况和 2566 间教室照明进行了卫生监测，对 14 所学校学生眼健康相关行为进行了调查。此次近视筛查是深圳市近年来覆盖范围最广、学段分层最全、调查人数最多的一次儿童青少年近视筛查，基本摸清深圳市各年龄段学生近视发生状况及其影响因素，为准确把握近视防控形势、针对性开展综合防控工作奠定了重要基础。

（四）眼健康行为监测

近视发生发展是由多因素共同引起的，由人口学因素、遗传因素、环境因素等共同作用所形成的。利用问卷调查资料和眼球生物学、屈光测量数据，通过数据挖掘识别儿童青少年近视发生和发展的相关危险因素，能够了解儿童青年近视发生的影响因素，更好地指导后新型冠状病毒感染疫情时期深圳市儿童青少年近视防控工作，2020 年深圳市教育局联合市疾病预防控制中心在深圳 20 所学校开展了新型冠状病毒感染疫情对学生视力影响评估调查。

1. 监测对象

每个区的国家近视监测点或市级近视监测点学校中选择 1 所小学和 1 所初中,共 20 所作为调查评估学校,选择小学一年级至初中二年级,每个年级随机选择两个班级,抽选班级的学生全部纳入调查评估对象,共计调查了 7640 人。

2. 监测内容

采用问卷调查的方式,参照全国学生常见病和健康影响因素监测与干预项目,以及《学生视力不良及影响因素专项调查表》,结合国内外文献及相关专家意见,设计调查问卷。问卷内容大致包括:人口学信息(性别、年龄、民族等)、遗传相关因素(父母近视状况)、环境因素(阅读时间、户外活动时间、视屏时间、静坐行为、用眼行为习惯)、视力变化主观感受等。

(五)搭建大数据平台

为了强化智慧防控,高效保障防控工作,深圳市儿童青少年近视防控中心大数据平台定期为学校、家长提供近视预警和分析报告。此外,不断完善近视防控信息化综合平台,该平台可实现统计分析、智能预警等功能,实现所有筛查数据实时上传,为全市幼儿园、中小学生建立了眼健康档案,精准掌握全市及各区近视发生率。查询方式如下:

(1)学校端查询:学校可通过登录儿童青少年近视防控信息系统查询并下载本校视力筛查原始数据、全校视力分析报告和近视学生复查信息。

(2)家长端查询:学生家长可通过手机 APP 或微信小程序等渠道,凭学生姓名和身份证信息查询视力筛查结果。若学生筛查结果显示为"异常",家长可自行选择任一家有资质的眼科专科医疗机构或综合医院眼科就诊做进一步检查。手机 APP 或小程序可增加学生眼健康行为调查问卷、科普知识宣传、问题反馈等功能。

(3)数据共享:卫生健康和教育行政部门、医疗机构以及中小学校医等各级平台用户可通过儿童青少年近视防控信息系统进行项目管理、数据查看、上传或导出等。

(六)科普宣教

为提升中小学生爱眼护眼的意识,加大近视防控宣传力度,创新近视防控宣传健康教育模式，推动形成全社会参与近视防控的氛围。

1. 健康宣教

通过开展形式多样、多途径、针对性强、科学性强、内容丰富多彩的科普宣教工作，对学生、老师和家长开展科普宣教。成立深圳市儿童青少年近视防控讲师团。积极开展儿童青少年近视防控的健康宣教，规范解读有关防控知识，面向社会多层次、多角度传播眼健康科普知识，采用公众喜闻乐见的形式进行精准宣传，正确引导全社会科学防控近视。

2. 组织专家进校园活动

深圳市将"医校合作"工作机制有机地结合起来，组织了一大批学生常见疾病的防治专家，不定期地到学校对学生近视等常见疾病的防治工作进行了技术指导，并对学生常见疾病的预防、治疗、康复等方面进行广泛的宣传，让学生们学会了科学使用眼睛。通过对学校校医、保健老师、卫生教育人员等的培训，提升他们的专业知识和技能，落实好学生近视和其他常见疾病的预防和治疗。

3. 健康家庭行动

积极配合卫生健康部门，充分发挥家长学校和家长委员会的作用，通过家长课堂、主题家长会、媒体宣传等形式，组织开展学生近视等常见病防控宣传教育，指导家长重视学生近视等常见病防控，掌握学生近视等常见病防控知识和技能。教育家长培养儿童青少年良好的卫生行为习惯，引导孩子进行户外活动或体育锻炼。保证孩子充足的体力活动时间。关注家庭室内照明条件，为孩子提供符合其身高的桌椅，提醒孩子保持正确坐姿，减少静坐、视屏和课外补习时间。科学合理安排孩子的膳食，根据不同年龄段的孩子生长发育所需，保证孩子的正常生长发育，控制营养不良和超重肥胖。合理安排睡眠时间，保证充足睡眠。对健康体检过程中发现的问题，及时带孩子到正规医疗机构进行诊治，控制和延缓疾病的发生发展。

（七）经验交流

为借鉴国内外近视防控工作经验，促进近视防控干预措施的推广和落实，追踪近视防控前沿技术，加强交流合作，深圳市眼科医院多次举办国际论坛等交流培训活动，承办"Bright Vision, Bright Future 明眸未来"深圳市首届近视防控国际论坛，论坛以"儿童青少年近视防控"为主题，来自美国及中国台湾、温州、上海、北京等地的近视防控专家分享近视防控最新技术和先进模式，为深圳市儿童青少年近视防控工作提供宝贵经验和建议。

六、小结

深圳市儿童青少年近视率近年来不断攀升，近视低龄化、重度化的问题日益显现，在此背景下，深圳市于2019年启动儿童青少年近视防控工作，将儿童青少年近视防控工作纳入政府民生实事项目。项目开展的过程中坚持改革创新、先行先试，打造了近视防控的"深圳模式"。具体来说，项目构建了包含项目领导小组、专业机构、专家组等在内的儿童青少年组织管理体系，明确了各部门职责和工作流程，创新性地整合了全市眼科资源，共同成立近视筛查的专业联盟医院，吸引多方社会力量，在全市广泛开展了儿童青少年近视筛查、干预、学校环境监测、眼健康行为监测等工作，全方位提升了儿童青少年近视综合防控力度，为保护儿童青少年视力、维护儿童青少年健康做出了重要贡献。

第五章

深圳市儿童青少年近视现状分析

以深圳市 A 区为例，开展儿童青少年近视流行病学调查。对深圳市 A 区儿童青少年进行了 2019 年和 2020 年两轮近视筛查：2019 年，共计完成 55 233 人次近视检查，有效数据 54 929 条，有效率 99.4%；2020 年，共计完成 58 745 人次检查，有效数据 58 730 条，有效率 99.0%。

一、近视检出率

近视筛查是指通过视力检查、非睫状肌麻痹状态下的台式自动电脑验光等快速、简便的方法，将有近视倾向的人和没有近视倾向的人进行鉴别。深圳市近视筛查标准参照国家近视筛查标准：任意一只眼睛裸眼视力小于 5.0 并且屈光检测等效球镜（球镜＋1/2 柱镜）小于－0.5 D 即判断为近视，或者配戴角膜塑形镜直接判断为近视。2019—2020 年深圳市 A 区儿童青少年近视筛查结果如下：

（一）深圳市 A 区检出率

2019 年第一轮儿童青少年近视筛查结果显示，深圳市 A 区中小学生共计完成 55 233 人次近视检查，有效数据 54 929 条，有效率 99.4%，筛查性近视人数为 24 723 人，近视检出率为 45.01%，详见表 5-1。其中小学近视检出率为 32.19%，初中近视检出率为 72.05%，高中近视检出率为 81.87%。随着年级的逐渐增高，近视率逐渐上升，特别是在初中阶段，A 区的近视率由小学时的 32.19% 上升至 72.05%，增幅明显；而初中至高中阶段，儿童青少年的近视进展速度趋缓。详见图 5-1。

表 5-1 2019 年深圳市 A 区中小学生近视检出情况

	有效检查人数（人）	近视检出人数（人）	近视检出率（%）
小学	38 641	12 438	32.19
初中	10 694	7705	72.05
高中	5594	4580	81.87
合计	54 929	24 723	45.01

注：高中人群含普高和职高人群。

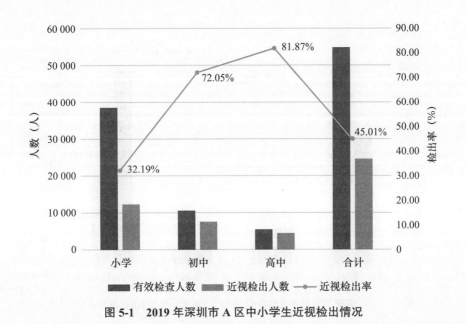

图 5-1 2019 年深圳市 A 区中小学生近视检出情况

2020 年，深圳市 A 区中小学生共计完成 58 745 人次检查，有效数据 58 730 条，有效率 99.0%，其中筛查性近视人数为 27 480 人，近视检出率为 46.79%，较 2019 年第一轮 45.01% 上升了 1.78 个百分点，详见表 5-2。其中小学近视检出率为 32.56%，初中近视检出率为 73.52%，高中近视检出率为 82.64%。随着年级的逐渐增高，近视率逐渐上升，特别是在初中阶段，A 区的近视率由小学时的 32.56% 上升至 73.52%，增幅明显；而初中至高中阶段，儿童青少年的近视进展速度趋缓。详见图 5-2。

与 2019 年第一轮筛查结果相比，2020 年第二轮筛查近视检出率为 46.79%，较 2019 年第一轮 45.01% 上升 1.78 个百分点。两年对比发现，小学、初中和高中的近视检出率较 2019 年均有不同程度上升，其中初中近视率涨幅最大（1.47%），小学涨幅较小（0.37%）。详见表 5-3、图 5-3。

表 5-2　2020 年深圳市 A 区中小学生近视检出情况

	有效检查人数（人）	近视检出人数（人）	近视检出率（%）
小学	39 960	13 012	32.56
初中	11 448	8417	73.52
高中	7322	6051	82.64
合计	58 730	27 480	46.79

注：高中人群含普高和职高人群。

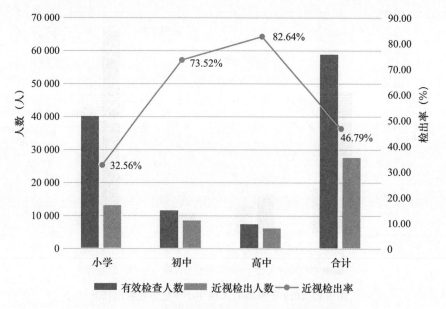

图 5-2　2020 年深圳市 A 区中小学生近视检出情况

表 5-3　2019、2020 年深圳市 A 区中小学生近视检出情况比较

	2019 年第一轮			2020 年第二轮			对比
	有效检查人数（人）	近视检出人数（人）	近视检出率（%）	有效检查人数（人）	近视检出人数（人）	近视检出率（%）	检出率差值（%）
小学	38 641	12 438	32.19	39 960	13 012	32.56	0.37
初中	10 694	7705	72.05	11 448	8417	73.52	1.47
高中	5594	4580	81.87	7322	6051	82.64	0.77
合计	54 929	24 723	45.01	58 730	27 480	46.79	1.78

注：高中人群含普高和职高人群。

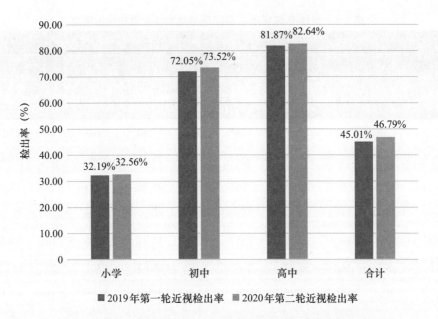

图 5-3　2019、2020 年深圳市 A 区中小学生近视检出情况比较

2019、2020 年深圳市 A 区不同性别近视检出率比较如表 5-4，可以看出男生近视检出率均小于女生检出率，2019 年男女近视检出率分别为 41.78% 和 49.09%，2020 年男女近视检出率差距有所减小，分别为 43.67% 和 50.61%，女生近视检出率平均高出男生近视检出率超过 6 个百分点。详见表 5-4。

表 5-4　2019、2020 年深圳市 A 区不同性别近视检出情况比较

	男			女		
	有效检查人数（人）	近视检出人数（人）	近视检出率（%）	有效检查人数（人）	近视检出人数（人）	近视检出率（%）
2019 年第一轮	30 637	12 799	41.78	24 292	11 924	49.09
2020 年第二轮	32 358	14 132	43.67	26 372	13 348	50.61

（二）不同年级和性别检出率

2019 年第一轮筛查结果显示，深圳市 A 区男生的总近视检出率为 41.78%，低于女生的近视检出率 49.09%，各年级近视检出率女生均高于男生，男女生之间的近视差距随着年级的增长逐渐加大，详见表 5-5。

表 5-5　2019 年深圳市 A 区不同年级和性别近视检出情况

年级	男			女			合 计		
	有效检查人数（人）	近视检出人数（人）	近视检出率（%）	有效检查人数（人）	近视检出人数（人）	近视检出率（%）	有效检查人数（人）	近视检出人数（人）	近视检出率（%）
小一	4200	494	11.76	3083	420	13.62	7283	914	12.55
小二	4309	737	17.10	3237	655	20.23	7546	1392	18.45
小三	3594	967	26.91	2961	832	28.10	6555	1799	27.44
小四	3486	1198	34.37	2700	1096	40.59	6186	2294	37.08
小五	3153	1406	44.59	2557	1376	53.81	5710	2782	48.72
小六	2979	1669	56.03	2382	1588	66.67	5361	3257	60.75
初一	1995	1205	60.40	1604	1211	75.50	3599	2416	67.13
初二	1970	1437	72.94	1714	1233	71.94	3684	2670	72.48
初三	1864	1351	72.48	1547	1268	81.97	3411	2619	76.78
高一	1371	961	70.09	1072	1012	94.40	2443	1973	80.76
高二	1191	972	81.61	973	801	82.32	2164	1773	81.93
高三	525	402	76.57	462	432	93.51	987	834	84.50
合计	30 637	12 799	41.78	24 292	11 924	49.09	54 929	24 723	45.01

不同年级比较，近视检出率随年级的增加呈明显上升趋势，年级越高，近视检出率越高；小学三年级（小三）至六年级（小六）男女生的近视率快速发展，合计近视检出率大幅上升，由原来的 27.44% 增长到 60.75%，详见图 5-4。

2020 年深圳市 A 区第二轮筛查结果显示，男生近视检出率为 43.67%，低于女生近视检出率 50.61%，不同年级和性别检出率详见表 5-6。

不同年级比较，近视检出率随年级的增加呈明显上升趋势，年级越高，近视检出率越高，小学三年级（小三）至六年级（小六）男女生的近视率快速发展，合计近视检出率大幅上升，由原来的 27.50% 增长到 59.48%；不同性别比较，各年级近视检出率女生均高于男生，详见图 5-5。

2019 年和 2020 年不同年级两轮近视检出率比较详见图 5-6，可以看出从小二到高二，2020 年的近视检出率大部分都高于 2019 年。

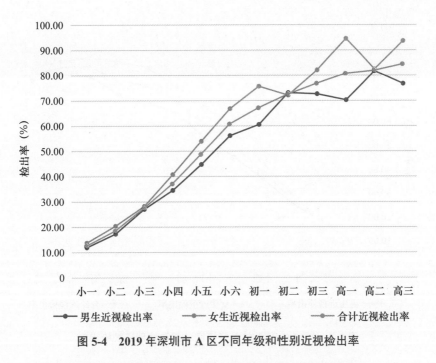

图 5-4 2019 年深圳市 A 区不同年级和性别近视检出率

表 5-6 2020 年深圳市 A 区不同年级和性别近视检出情况

年级	男			女			合计		
	有效检查人数（人）	近视检出人数（人）	近视检出率（%）	有效检查人数（人）	近视检出人数（人）	近视检出率（%）	有效检查人数（人）	近视检出人数（人）	近视检出率（%）
小一	3854	395	10.25	3269	354	10.83	7123	749	10.52
小二	4032	745	18.48	3330	619	18.59	7362	1364	18.53
小三	4087	1062	25.98	3381	992	29.34	7468	2054	27.50
小四	3586	1299	36.22	2822	1210	42.88	6408	2509	39.15
小五	3459	1578	45.62	2636	1484	56.30	6095	3062	50.24
小六	3087	1651	53.48	2417	1623	67.15	5504	3274	59.48
初一	2522	1618	64.16	1972	1487	75.41	4494	3105	69.09
初二	2169	1491	68.74	1737	1447	83.30	3906	2938	75.22
初三	1750	1260	72.00	1298	1114	85.82	3048	2374	77.89
高一	1583	1262	79.72	1451	1271	87.59	3034	2533	83.49
高二	1349	1086	80.50	1233	1061	86.05	2582	2147	83.15
高三	880	685	77.84	826	686	83.05	1706	1371	80.36
合计	32 358	14 132	43.67	26 372	13 348	50.61	58 730	27 480	46.79

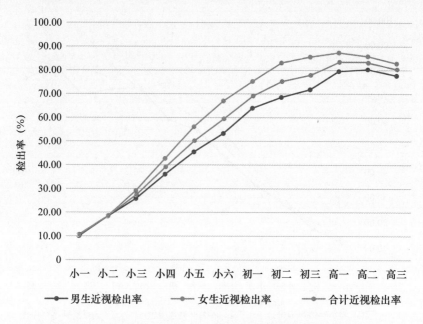

图 5-5　2020 年深圳市 A 区不同年级和性别近视检出率

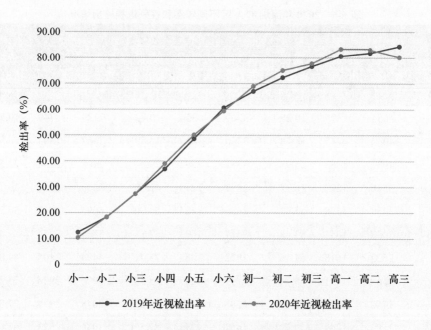

图 5-6　2019、2020 年深圳市 A 区不同年级近视检出率比较

（三）不同学龄段和性别检出率

2019 年的筛查结果显示，深圳市 A 区中小学近视检出率为 45.01%，其中小学近视检出率为 32.19%，初中近视检出率为 72.05%，高中近视检出率为 81.87%。深圳市 A 区小学男生近视检出率为 29.79%，女生近视检出率为 35.27%；初中男生近视检出率为 68.50%，女生近视检出率为 76.30%；高中男生近视检出率为 75.64%，女生近视检出率为 89.55%。随着学龄段的升高，男女生的近视检出率普遍增加，详见表 5-7。

2020 年的筛查结果显示，深圳市 A 区中小学近视检出率为 46.79%，其中小学近视检出率为 32.56%，初中近视检出率为 73.52%，高中近视检出率为 82.64%。深圳市 A 区小学男生近视检出率为 30.45%，女生近视检出率为 35.18%；初中男生近视检出为率 67.83%，女生近视检出率为 80.85%；高中男生近视检出率为 79.56%，女生近视检出率为 85.98%。随着学龄阶段的升高，男女生的近视检出率普遍增加，详见表 5-8。

表 5-7　2019 年深圳市 A 区不同学龄段和性别近视检出情况

年级	男			女			合计		
	有效检查人数（人）	近视检出人数（人）	近视检出率（%）	有效检查人数（人）	近视检出人数（人）	近视检出率（%）	有效检查人数（人）	近视检出人数（人）	近视检出率（%）
小学	21 721	6471	29.79	16 920	5967	35.27	38 641	12 438	32.19
初中	5829	3993	68.50	4865	3712	76.30	10 694	7705	72.05
高中	3087	2335	75.64	2507	2245	89.55	5594	4580	81.87
合计	30 637	12 799	41.78	24 292	11 924	49.09	54 929	24 723	45.01

表 5-8　2020 年深圳市 A 区不同学龄段和性别近视检出情况

年级	男			女			合计		
	有效检查人数（人）	近视检出人数（人）	近视检出率（%）	有效检查人数（人）	近视检出人数（人）	近视检出率（%）	有效检查人数（人）	近视检出人数（人）	近视检出率（%）
小学	22 105	6730	30.45	17 855	6282	35.18	39 960	13 012	32.56
初中	6441	4369	67.83	5007	4048	80.85	11 448	8417	73.52
高中	3812	3033	79.56	3510	3018	85.98	7322	6051	82.64
合计	32 358	14 132	43.67	26 372	13 348	50.61	58 730	27 480	46.79

两轮筛查结果均显示，小学至初中阶段，儿童青少年的近视检出率快速上升，高中阶段近视检出率缓慢上升。与第一轮筛查结果相比，2020年第二轮筛查各学龄段近视检出率均有所上升，小学近视检出率较2019年第一轮上升0.37个百分点，初中近视检出率上升1.47个百分点，高中近视检出率上升0.77个百分点，详见图5-7。

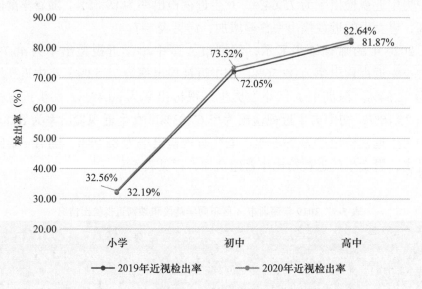

图5-7　2019、2020年深圳市A区不同学龄段近视检出率比较

（四）不同年龄检出率

2019、2020年深圳市A区不同年龄近视检出率见图5-8，随着年龄的增加，近视检出率逐渐增加，其中7～14岁的年龄段增幅最为明显，每增加1岁，近视检出率上升约5～10个百分点，7～14岁的年龄段总增幅达60多个百分点。这提示了儿童青少年近视防控工作应重点关注7～14岁的儿童青少年。

（五）与全国水平比较

2019年，深圳市A区中小学生近视检出率为45.01%，全国儿童青少年近视检出率为50.20%。2020年，深圳市A区中小学生近视检出率为46.79%，全国儿童青少年近视率为52.70%。详见图5-9。

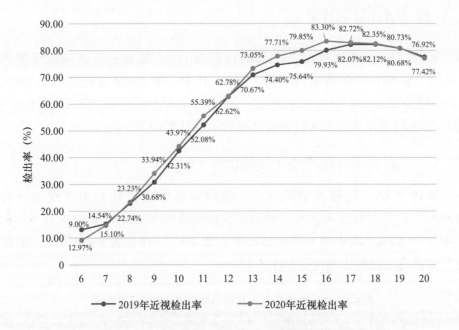

图 5-8 2019、2020 年深圳市 A 区不同年龄近视检出率比较

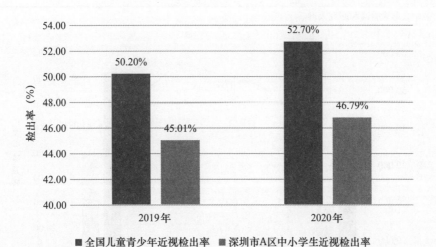

图 5-9 2019、2020 年深圳市 A 区中小学生近视检出率与全国水平比较

二、视力不良检出率

根据《标准对数视力表》（GB11533-2011），视力不良的判定标准为6岁以上儿童青少年裸眼视力低于5.0。其中，视力4.9为轻度视力不良，4.6≤视力≤4.8为中度视力不良，视力≤4.5为重度视力不良。2019—2020年深圳市儿童青少年近视筛查视力不良结果如下。

（一）深圳市A区中小学生检出率

2019年第一轮筛查结果显示，深圳市A区总体视力不良检出率为61.08%，其中深圳市A区小学视力不良检出率为52.96%，初中视力不良检出率为77.47%，高中视力不良检出率为85.88%，详见表5-9。不同学龄段及总体视力不良检出率比较如图5-10。

表5-9　2019年深圳市A区中小学生视力不良检出情况

	有效检查人数（人）	视力不良检出人数（人）	视力不良检出率（%）
小学	38 641	20 464	52.96
初中	10 694	8285	77.47
高中	5594	4804	85.88
合计	54 929	33 553	61.08

注：高中人群含普高和职高人群。

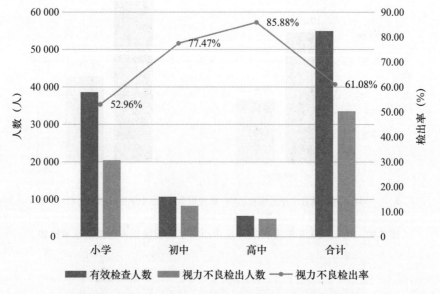

图5-10　2019年深圳市A区中小学生视力不良检出情况

2020年第二轮筛查结果显示，深圳市 A 区总体视力不良检出率为 60.80%，其中小学视力不良检出率为 51.05%，初中视力不良检出率为 79.04%，高中视力不良检出率为 85.50%，详见表 5-10。不同学龄段及总体视力不良检出率比较如图 5-11。

与第一轮筛查结果相比，2020年第二轮筛查深圳市 A 区视力不良检出率为 60.80%，较 2019年第一轮 61.08% 下降 0.28 个百分点。各学龄段自身两年对比，小学视力不良检出率由 2019年的 52.96% 下降至 2020年的 51.05%，初中视力不良检出率由 2019年的 77.47% 下降至 2020年的 79.04%，高中视力不良检出率由 2019年的 85.88% 下降至 2020年的 85.50%。详见表 5-11 和图 5-12。

表 5-10　2020 年深圳市 A 区中小学生视力不良检出情况

	有效检查人数（人）	视力不良检出人数（人）	视力不良检出率（%）
小学	39 960	20 400	51.05
初中	11 448	9049	79.04
高中	7322	6260	85.50
合计	58 730	35 709	60.80

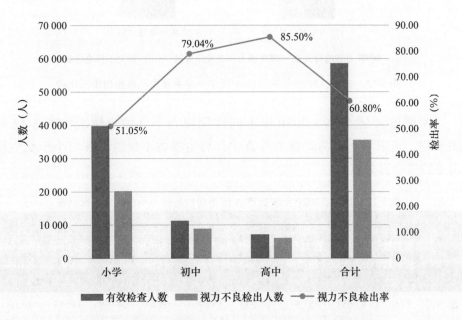

图 5-11　2020 年深圳市 A 区中小学生视力不良检出情况

表 5-11 2019、2020 年深圳市 A 区中小学生视力不良检出情况比较

	2019 年第一轮			2020 年第二轮		
	有效检查人数（人）	视力不良检出人数（人）	视力不良检出率（%）	有效检查人数（人）	视力不良检出人数（人）	视力不良检出率（%）
小学	38 641	20 464	52.96	39 960	20 400	51.05
初中	10 694	8285	77.47	11 448	9049	79.04
高中	5594	4804	85.88	7322	6260	85.50
合计	54 929	33 553	61.08	58 730	35 709	60.80

注：高中人群含普高和职高人群。

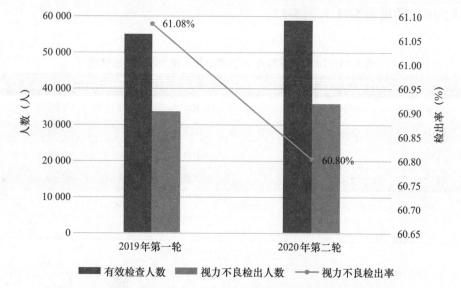

图 5-12 2019、2020 年深圳市 A 区中小学生视力不良检出情况比较

深圳市 A 区 2019、2020 年不同性别视力不良检出情况如表 5-12 和图 5-13，可以看出在两轮视力筛查中，男生视力不良检出率均小于女生检出率约 7 个百分点。

表 5-12 2019、2020 年深圳市 A 区不同性别视力不良检出情况比较

	男			女			合计		
	有效检查人数（人）	视力不良检出人数（人）	视力不良检出率（%）	有效检查人数（人）	视力不良检出人数（人）	视力不良检出率（%）	有效检查人数（人）	视力不良检出人数（人）	视力不良检出率（%）
2019 年	30 637	17 659	57.64	24 292	15 894	65.43	54 929	33 553	61.08
2020 年	32 358	18 572	57.40	26 372	17 137	64.98	58 730	35 709	60.80

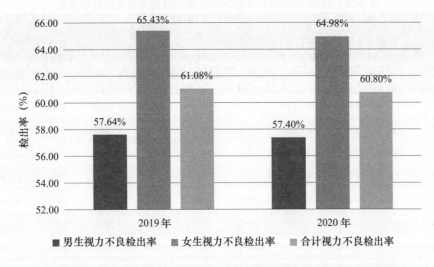

图 5-13 2019、2020 年深圳市 A 区不同性别视力不良检出率比较

（二）不同年级和性别检出率

2019 年第一轮筛查结果显示，不同年级男生的视力不良检出率普遍低于女生，男生总体视力不良检出率为 57.64%，低于女生视力不良检出率（65.43%）；随着年级升高，男女生之间的视力不良检出率差距逐渐增大，详见表 5-13。

不同年级比较，视力不良检出率的曲线不同于近视检出率曲线而呈现"勺子样"，即先降后升，小学一年级高于小学二年级和小学三年级（最低 44.77%），随后随年级的升高而增加；在小学三年级至初中三年级，儿童青少年的视力不良检出率快速上升，合计视力不良检出率由 47.29% 上升到 81.30%。不同性别比较，除初二年级之外，各年级女生的视力不良检出率均高于男生，详见图 5-14。

2020 年第二轮筛查结果显示，不同年级男生的视力不良检出率普遍低于女生，男生总体视力不良检出率为 57.40%，低于女生视力不良检出率（64.98%）；随着年级升高，男女生之间的视力不良检出率差距逐渐增大，详见表 5-14。

不同年级比较，视力不良检出率的曲线不同于近视检出率曲线而呈现"勺子样"，即先降后升，小学一年级高于小学二年级和小学三年级（最

表 5-13　2019 年深圳市 A 区不同年级和性别视力不良检出情况

年级	男			女			合计		
	有效检查人数（人）	视力不良检出人数（人）	视力不良检出率（%）	有效检查人数（人）	视力不良检出人数（人）	视力不良检出率（%）	有效检查人数（人）	视力不良检出人数（人）	视力不良检出率（%）
小一	4200	1868	44.48	3083	1679	54.46	7283	3547	48.70
小二	4309	1808	41.96	3237	1570	48.50	7546	3378	44.77
小三	3594	1661	46.22	2961	1439	48.60	6555	3100	47.29
小四	3486	1714	49.17	2700	1545	57.22	6186	3259	52.68
小五	3153	1812	57.47	2557	1660	64.92	5710	3472	60.81
小六	2979	1961	65.83	2382	1747	73.34	5361	3708	69.17
初一	1995	1340	67.17	1604	1299	80.99	3599	2639	73.33
初二	1970	1585	80.46	1714	1288	75.15	3684	2873	77.99
初三	1864	1451	77.84	1547	1322	85.46	3411	2773	81.30
高一	1371	1017	74.18	1072	1064	99.25	2443	2081	85.18
高二	1191	1022	85.81	973	840	86.33	2164	1862	86.04
高三	525	420	80.00	462	441	95.45	987	861	87.23
合计	30 637	17 659	57.64	24 292	15 894	65.43	54 929	33 553	61.08

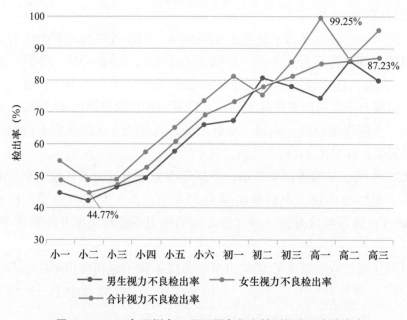

图 5-14　2019 年深圳市 A 区不同年级和性别视力不良检出率

低 41.20%），随后随年级的升高而增加；在小学三年级至初中三年级，儿童青少年的视力不良检出率快速上升，合计视力不良检出率由 45.26% 上升到 81.69%。不同性别比较，各年级女生的视力不良检出率均高于男生，随着年级升高，男女生之间的视力不良检出率差距先增加后缩小，详见图 5-15。

2019 年和 2020 年不同年级两轮视力不良检出率比较如图 5-16，可以看出，2020 年各年级的视力不良检出率大部分低于 2019 年。小学三年级至初中三年级的视力不良检出率明显上升。年级越高，视力不良检出率越高，小学三年级至小学五年级视力不良检出率的增幅最大。

表 5-14 2020 年深圳市 A 区不同年级和性别视力不良检出情况

年级	男			女			合计		
	有效检查人数（人）	视力不良检出人数（人）	视力不良检出率（%）	有效检查人数（人）	视力不良检出人数（人）	视力不良检出率（%）	有效检查人数（人）	视力不良检出人数（人）	视力不良检出率（%）
小一	3854	1640	42.55	3269	1505	46.04	7123	3145	44.15
小二	4032	1603	39.76	3330	1430	42.94	7362	3033	41.20
小三	4087	1779	43.53	3381	1601	47.35	7468	3380	45.26
小四	3586	1769	49.33	2822	1628	57.69	6408	3397	53.01
小五	3459	1971	56.98	2636	1767	67.03	6095	3738	61.33
小六	3087	1907	61.78	2417	1800	74.47	5504	3707	67.35
初一	2522	1809	71.73	1972	1621	82.20	4494	3430	76.32
初二	2169	1614	74.41	1737	1515	87.22	3906	3129	80.11
初三	1750	1343	76.74	1298	1147	88.37	3048	2490	81.69
高一	1583	1312	82.88	1451	1307	90.08	3034	2619	86.32
高二	1349	1114	82.58	1233	1102	89.38	2582	2216	85.82
高三	880	711	80.80	826	714	86.44	1706	1425	83.53
合计	32 358	18 572	57.40	26 372	17 137	64.98	58 730	35 709	60.80

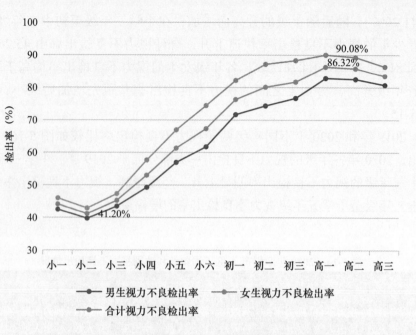

图 5-15　2020 年深圳市 A 区不同年级和性别视力不良检出率

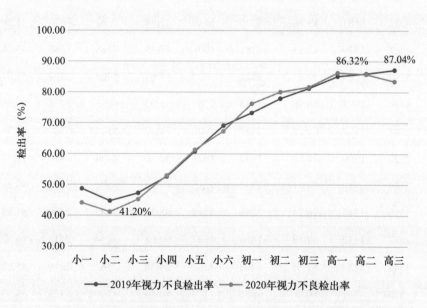

图 5-16　2019、2020 年深圳市 A 区不同年级视力不良检出率比较

（三）不同学龄段和性别检出率

随着学龄的增长，视力不良检出率逐渐增加，2019 年深圳市 A 区小学生、初中生、高中生视力不良检出率分别为 52.96%、77.47%、85.88%。2020 年深圳市 A 区小学生、初中生、高中生视力不良检出率分别为 51.05%、79.04%、85.50%，详见表 5-15 和表 5-16。

不同性别人群视力不良检出率也不同，表现为女生视力不良检出率高于男生。2019 年，深圳市 A 区女生视力不良检出率为 65.43%，男生为 57.64%。2020 年深圳市 A 区女生视力不良检出率为 64.98%，男生为 57.40%，详见表 5-15 和表 5-16。

表 5-15　2019 年深圳市 A 区不同学龄段和性别视力不良检出情况

年级	男			女			合计		
	有效检查人数（人）	视力不良检出人数（人）	视力不良检出率（%）	有效检查人数（人）	视力不良检出人数（人）	视力不良检出率（%）	有效检查人数（人）	视力不良检出人数（人）	视力不良检出率（%）
小学	21 721	10 824	49.83	16 920	9640	56.97	38 641	20 464	52.96
初中	5829	4376	75.07	4865	3909	80.35	10694	8285	77.47
高中	3087	2459	79.66	2507	2345	93.54	5594	4804	85.88
合计	30 637	17 659	57.64	24 292	15 894	65.43	54 929	33 553	61.08

表 5-16　2020 年深圳市 A 区不同学龄段和性别视力不良检出情况

年级	男			女			合计		
	有效检查人数（人）	视力不良检出人数（人）	视力不良检出率（%）	有效检查人数（人）	视力不良检出人数（人）	视力不良检出率（%）	有效检查人数（人）	视力不良检出人数（人）	视力不良检出率（%）
小学	22 105	10 669	48.27	17 855	9731	54.50	39 960	20 400	51.05
初中	6441	4766	73.99	5007	4283	85.54	11448	9049	79.04
高中	3812	3137	82.29	3510	3123	88.97	7322	6260	85.50
合计	32 358	18 572	57.40	26 372	17 137	64.98	58 730	35 709	60.80

　　两轮筛查结果均显示，小学和初中阶段，儿童青少年的视力不良检出率快速上升，而高中阶段的视力不良检出率缓慢上升。与第一轮筛查结果相比，2020 年第二轮筛查总体视力不良检出率下降了 0.28 个百分点，小学视力不良检出率较 2019 年第一轮下降 1.91 个百分点，初中视力不良检出率上升 1.57 个百分点，高中视力不良检出率下降 0.38 个百分点，详见图 5-17。

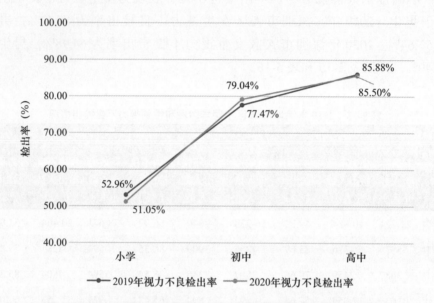

图 5-17　2019、2020 年深圳市 A 区不同学龄段视力不良检出率比较

（四）不同年龄检出率

　　不同年龄视力不良检出率见表 5-17、图 5-18，视力不良随年级变化曲线呈现先降后升趋势。根据 2020 年第二轮结果，深圳市 A 区不同年龄视力不良检出率最低在 7 岁年龄组（41.91%），7 岁后随着年龄的增加，近视检出率逐渐增加，其中 8～13 岁、13～16 岁两个年龄段增幅最为明显，由 8 岁的 43.18% 增加至 13 岁的 78.73%、16 岁的 86.57%。

（五）视力不良中近视比例

　　2019 年和 2020 年不同年级视力不良学生中近视所占比例构成如图 5-19、5-20，可以看出，随着年级的增加，近视的比例增加，到了高中阶段，视力不良的主要原因几乎都是近视。

表 5-17　2019、2020 年深圳市 A 区不同年龄视力不良检出情况比较

年龄（岁）	2019 年第一轮			2020 年第二轮		
	视力不良人数（人）	有效检查人数（人）	视力不良检出率（%）	视力不良人数（人）	有效检查人数（人）	视力不良检出率（%）
6	1789	3347	53.45	1751	3824	45.79
7	3323	7364	45.12	2782	6638	41.91
8	3106	6780	45.81	3484	8068	43.18
9	3117	6336	49.20	3240	6591	49.16
10	3424	6060	56.50	3482	6172	56.42
11	3452	5549	62.21	3773	5795	65.11
12	3052	4320	70.65	3477	4971	69.95
13	2876	3757	76.55	3538	4494	78.73
14	2675	3379	79.17	2972	3630	81.87
15	1302	1609	80.92	2184	2605	83.84
16	1652	1963	84.16	2307	2665	86.57
17	1992	2314	86.08	1819	2141	84.96
18	1230	1437	85.59	644	759	84.85
19	374	440	85.00	94	109	86.24
20	78	93	83.87	10	13	76.92

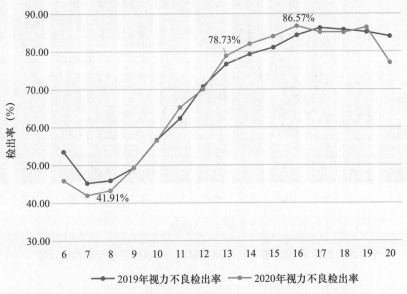

图 5-18　2019、2020 年深圳市 A 区不同年龄视力不良检出率比较

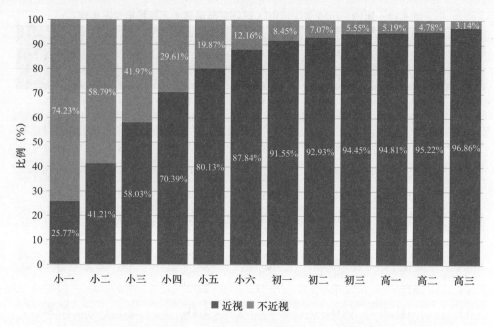

图 5-19　2019 年深圳市 A 区不同年级视力不良中近视比例构成比较

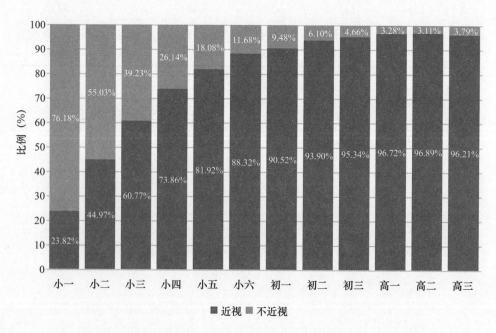

图 5-20　2020 年深圳市 A 区不同年级视力不良中近视比例构成比较

三、近视率变化量

近视率变化量的计算公式如下：

近视率变化量 = 2020 年筛查近视率－2019 年筛查近视率

2020 年深圳市 A 区儿童青少年近视筛查结果显示，小一、小六、高三这三个年级的近视率变化量为负，其余均为正；并且小一至小三年级的近视率变化量较低。出现近视率变化量为负的情况的原因是，在低年级阶段，儿童的近视率普遍较低，并且假性近视居多，在社会、学校和家长的积极干预下，部分儿童青少年的视力水平会恢复正常，而到了高三年级，由于近视人数不断增加，逐渐接近饱和，达到相对稳定的水平，使得近视率变化量反而为负。详见图 5-21。

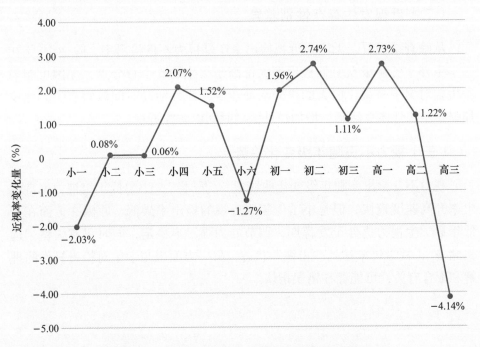

图 5-21 2020 年深圳市 A 区不同年级近视率变化量

四、小结

（一）近视随年级变化趋势

从筛查结果看，近视检出率随年级的增加而增加。原因一方面是一旦近视就不可恢复,因此近视率(现患率)相当于每年都在累计,所以年级越高,近视率越高;另一方面,随着年级增加,课业加重,户外活动时间减少,近视也更容易发生。

近视率随年级变化看,小三至小六年级这段时间(8~11岁)近视率增幅最多,是近视增长的敏感期,原因是这段时间儿童的远视储备逐渐消耗;一直到高中近视进展速度开始下降,原因是学生眼轴发育逐渐成熟定型,且高中生近视率已经很高,新增空间有限。

因此,从近视的年龄变化趋势看,一方面近视干预窗口期应该尽可能提前,尤其是小三年级以前,减少近视早期的发病率,对于总体近视率的降低有重要意义;另一方面,在近视率增加敏感期(小三至小六年级)社会、学校以及家长应该提高重视,加强干预,重点防止近视的发生。

(二)近视发生存在性别差异

从筛查结果看,无论是近视检出率还是视力不良检出率,除2019年初二学生外,各年级女生的检出率大都高于男生约5个百分点,原因可能与女生相对男生来说,白天的户外活动较少,户外活动时间较短有关,建议加强女生户外体育活动,增加户外活动时间以防控近视。

(三)视力不良随年级变化趋势

视力不良检出率随年级变化曲线成"勺子样",小学低年级视力不良检出率升高速度较快,但是小学低年级近视的检出率最低,原因一方面在于低年级学生视力仍处于发育期,调节能力强,不稳定,同时仍有大量"远视储备",视力仍未达到"正视"状态,另一方面也与学生对检查操作的理解和配合有关,可能存在错误指认。

第六章

深圳市儿童青少年近视防控效果

2018 年 8 月，教育部、国家卫生健康委等八部门针对近视防控工作联合发文，印发了《综合防控儿童青少年近视实施方案》。为了有效提升深圳市儿童青少年视力健康水平，深圳市相关部门根据方案内容积极开展儿童青少年近视防控策略评估。2018 年 12 月和 2019 年 9—10 月，深圳市儿童青少年近视防控中心随机选择 14 所中小学校（其中小学 4 所，初中 4 所，普通高中 4 所，职业高中 2 所）开展了两次学生近视因素现状调查。2020年，受新型冠状病毒感染疫情影响，深圳市中小学校在春季开展了大规模线上教育教学，为了解新型冠状病毒感染疫情对深圳市儿童青少年近视发生发展的影响，更好地指导后新型冠状病毒感染疫情时期深圳市儿童青少年近视防控工作，深圳市儿童青少年近视防控中心随机选择 20 所中小学校作为评估学校。年级选择小学一年级至初二年级，每个年级随机选择两个班级，抽选班级的学生全部纳入调查评估对象，共计调查 7640 人。现将2018—2020 年学生眼健康相关防控现状分析结果报告如下：

一、用眼行为与近视

（一）校内用眼

相关研究显示校内座位调换、桌椅高度调整、眼保健操次数、课间活动地点等与学生近视患病有关[229]。

1.学生座位调换情况

根据《综合防控儿童青少年近视实施方案》的相关要求，需要定期根据学生座位视角、教室采光照明状况，对学生座位、课桌椅高度进行个性化调整，以更好地促进学生视力健康。调查数据显示，与 2018 年相比，2019 年至少每月调换一次座位相关报告较低，有更多的学生报告从未定时调换或一学期仅更换一次座位，没有达到方案规定的每月调整学生座位要求。

2. 课桌椅高度调整情况

调查结果显示，相比于 2018 年，2019 年至少每学期会按身高调整课桌椅高度的学校比例降低，报告学校从不按身高调整课桌椅高度或仅每学年调整一次的学生比例上升。

3. 眼保健操情况

根据《综合防控儿童青少年近视实施方案》相关要求，中小学校要积极并严格组织全体学生做眼保健操，频率为每天上下午各做 1 次。调查结果显示，2019 年从不做眼保健操的学生比例上升，在学校每天只做 1 次眼保健操的学生比例有所下降。2020 年疫情期间，从不做眼保健操与每天只做一次眼保健操的学生比例均高于 2019 年疫情前的调查结果，没有达到方案要求的眼保健操要求。

4. 课间休息情况

2018 年有关"课间休息时的活动地点"的调查结果显示，仅有小部分学生在课间休息时能去到操场等户外活动，2019 年这一比例略微上升，这反映出学生课间的活动受到一定限制，不能到教学楼外的操场等户外进行活动。

（二）校外用眼

根据《综合防控儿童青少年近视实施方案》，学校实施双减政策，根据不同年龄阶段合理布置家庭书面作业，小学三年级以下不布置，三年级至六年级学生不得超过 60 分钟，初中学生不得超过 90 分钟。

1. 完成家庭作业时间情况

调查结果发现，与 2018 年相比，2019 年小学生平均每天课后写作业 / 阅读和写字时间有所减少，而初中生课后写作业时间有所增加。

2. 是否减少运动时间情况

调查结果显示，相比 2018 年，2019 年家长对课外运动时间逐渐重视，由于课程作业而减少运动的儿童青少年比例下降。

（三）读写姿势

在被问到近视的原因时，深圳某学校小学二年级学生 D 谈到："我觉得我近视的原因主要是看书的姿势不对，距离太近，在强光或者是弱光的地方看书，趴在床上看书，还有周末会看很久的电子产品。"（访谈记录：深圳某学校小学二年级学生 D，20230328）

深圳某学校小学五年级的学生 T 谈道："我觉得我近视的原因可能是在光线太强或者不足的情况下看书，过度用眼，然后导致近视。我握笔的姿势也不是很标准，就会导致看书写字的时候很投入、距离很近。"（访谈记录：深圳某学校小学五年级学生 T，20230328）

2018—2020 年学生读写姿势调查情况如下。

1. 学生读写姿势情况

调查结果显示，2019 年从不或偶尔在读写时，胸口离桌子边缘超过一拳的学生比例较 2018 年下降，从不或偶尔在读写时，眼睛距离书本超过一尺（约 33 cm）的比例也有所下降。2020 年疫情期间，学生报告从不或偶尔在读写时，胸口离桌子边缘距离合理（超过一拳）的比例上升，从不或偶尔在读写时，眼睛距离书本超过一尺的比例上升。

2. 教师、家长监督提醒情况

根据《综合防控儿童青少年近视实施方案》相关要求，教师和家长要及时提醒并监督学生掌握正确的握笔姿势，伏案学习做到坐姿端正，养成良好的读写姿势，遵守"一尺、一拳、一寸"的坐姿要求，即眼睛与书本距离应约为一尺、胸前与课桌距离应约为一拳、握笔手指距离笔尖应约为一寸（约 3 cm）。

与 2018 年的调查结果相比，2019 年从不或偶尔提醒学生读写姿势不正确的老师比例几乎不变，从不或偶尔提醒学生读写姿势不正确的家长比例上升。2020 年疫情期间，从不或偶尔提醒学生读写姿势不正确的老师比例比 2019 年有所下降。疫情期间，家长从不或偶尔提醒学生读写姿势不正确的比例也有所下降。

在儿童青少年近视进展的过程中，教师和家长的提醒和监督起到了至关重要的作用，能够推动营造良好用眼环境，帮助学生养成健康用眼习惯，及时接受科学眼部诊疗，进而遏制儿童青少年近视的进展。在接受访谈的过程中，学生及其家长谈道：

"平时我会提醒他注意读书姿势，比如有时躺在沙发上看，我就会提醒他要坐起来。写字台前面有一个辅助的机器，目的是不让他趴得太近，也起到提醒的作用。"（访谈记录：深圳某学校学生家长 Q，20230328）

"我觉得家长本身的用眼习惯会无形中影响孩子的习惯，如果家里面的父母经常性地看手机，对孩子也有很大影响。比如家长喜欢刷短视频，一刷就停不下来，孩子就算没有看，只要听到这个声音就会很感兴趣，就有可能背着家长偷偷地看。"（访谈记录：深圳某学校学生家长 Q，20230328）

"我是二年级的时候感觉看不清黑板上的字的。妈妈就带我去医院检查，检查出来近视。从那之后我妈妈特别注意我近视的情况，她会控制我玩手机的时间，周一到周五我不常看手机，就搜资料的时候会看一下，周六周日每天可以看大概 1 小时。妈妈平常也会带我去户外放松。如果我睡觉晚，妈妈肯定会叫我赶紧去睡觉，我一般是在晚上 9—10 点睡觉，大概上午 7 点起床，睡眠时间还是挺充足的，每天不会感觉很困。有时候看书离得太近，妈妈也会提醒我。"（访谈记录：深圳某学校小学五年级学生 T，20230328）

儿童青少年近视率和视力不良影响因素研究结果显示，电子产品的使用、连续读写时间、用眼环境、看电视和玩游戏时间影响儿童青少年近视和视力不良的发生。家长可以指导孩子平时做一些护眼操，多参加一些户外运动；要加强对儿童青少年用眼时间和距离的监督，对孩子玩游戏和看电视的时间进行限制，并指导孩子在使用电子产品的时候，保持适当的距离；同时，为孩子营造一个良好的阅读和写作环境，确保照明条件符合孩子视觉的需要。此外，还应根据儿童青少年的身体情况，制订合理的膳食计划，增加蛋白质、微量元素、钙和铬等营养素的摄入。在学校中，老师们要对儿童青少年的用眼行为进行正确指导，让他们掌握正确的读写姿势，强化对读写间距的控制，避免长时间持续用眼，让儿童青少年养成良好的用眼习惯，让他们更加了解视力保护的重要性[230]。

（四）近距离用眼

在近视现状及影响因素研究中，单因素分析结果显示，观看电视时间、是否使用移动设备、看书或电子屏幕用眼习惯、看电脑或电视的距离、单次最长用眼时间与近视患病有关[229]。

在谈到近视发生的影响因素时，深圳某学校的学生家长 Q 谈道："影响近视发生的原因我觉得还是用眼习惯，比如长时间看电子产品，或是长时间阅读书籍，没有注意间歇性的休息，都有可能导致近视发生。我们家孩子的用眼时间我会去提醒，可能是因为我平时关注得比较多，大概每个季度都会给他测视力，目前来说他的视力保持得还比较好。"（访谈记录：深圳市某学校学生家长 Q，20230328）

《综合防控儿童青少年近视实施方案》提出，要"指导儿童青少年在走路、吃饭、躺在床上、摇晃的汽车上、昏暗的光线下、太阳的直接照射等情况下不要使用电子产品。儿童青少年在阅读和书写过程中，持续的眼睛阅读和书写时间不能超过 40 分钟。父母要尽可能多陪伴孩子，这也可以使得他们少用电子产品。父母要有意识地对孩子尤其是学龄前儿童的屏幕时间进行控制，以游戏等娱乐为目的的时间不能超过 15 分钟，每天累计玩耍电子产品不超 1 小时。"

2018 年和 2019 年的调查结果均显示，大多数学生可以合理及科学地使用电子产品，比如从不躺着或者趴着阅读，但是仍有部分高中生经常或总是在天黑后关灯看电子屏幕。针对走路或者坐车使用电子产品这一情况，大多数学生从不或偶尔这样，但是有部分高中生"总是存在这一情况"。在所有学生中，同时使用台灯和屋顶灯进行读书和写作的比例不高，小学生和高中学生群体中这一比例更低。

2018 年和 2019 年，学生在用电脑时，眼睛与电脑屏幕的距离超过 50 cm 的比例几乎相等。相比 2018 年，2019 年学生在看电视时，眼睛距离电视屏幕的距离从未或偶尔超过 3 m 的比例有所下降，不少于 1 小时才休息一次眼睛的比例也有所下降。

与 2018 年调查结果相比，2019 年学生过去一周里平均每天看电视（包括电视游戏）时间不少于 1 小时的比例有所下降。

关于"在近距离用眼时，多长时间采用闭目、户外活动等调试方式休息一次眼睛"这一问题，2018 年，所有的学生在近距离用眼超过 30 分钟后才会休息，2019 年这一比例降有所下降，有超过 1/3 的学生在近距离用眼

30 分钟后就会休息。

（五）电子产品使用

假期时间儿童青少年大多进行在线学习，户外活动大大减少，更多时间采用电子屏幕进行学习、娱乐，用眼强度明显加大，用眼习惯随之变化，导致儿童青少年近视迅速发展。一份全国代表性的青少年近视抽样调查表明，与 2019 年相比，疫情期间青少年近视发生率上升了 11.7%[231]。还有一项研究表明，与在学校学习相比，居家在线学习使得孩子们的近视发展速度要快得多[232]。

1. 电子屏幕时间

按照《综合防控儿童青少年近视实施方案》的规定，"对儿童，尤其是学龄前的儿童，要有意识地控制其对电子产品的使用时间和使用频率。"调查显示，2019 年过去一周里平均每天看电视（包括电视游戏）时间不少于 1 小时的学生比例较 2018 年下降。在 2020 年疫情期间，学生看电子屏幕的时间比上个学期（非疫情期间）有所增加。

2. 网课情况

关于"疫情防控期间，你有无上网课（包括学校或校外机构开设的网课）"这一问题，2020 年的调查结果显示，绝大多数学生在疫情期间参加过学校或课外辅导机构网络课程。

3. 控制电子产品使用情况

在访谈中，学生和家长都提到了控制电子产品使用对于近视干预的必要性："对于我们家孩子，除了必要的学习外，我会控制她每次使用电子产品的时间，最长 20 分钟，之后一定要离开电子产品，去户外看一看，或者休息一下眼睛。"（访谈记录：深圳市某学校学生家长 Q，20230328）

"我近视的时候是在老家，和爷爷奶奶生活，他们不怎么管我看手机，我一天能看 2 小时左右，后来就近视了。"（访谈记录：深圳市某学校小学二年级学生 D，20230328）

调查结果显示，2019 年不会限制孩子看电视、玩电脑或电子游戏时间的家长比例上升。

二、户外活动与近视

相关研究显示，若儿童青少年每周增加 1 小时的户外运动，则近视的发生率可降低 2%[124]。《综合防控儿童青少年近视实施方案》规定，要保证孩子们每天至少有 2 小时的户外运动时间；严格贯彻执行国家体育与健康课程标准，保证小学三年级以下学生一周 4 课时户外活动，三至六年级一周 3 课时活动，中小学学生每天可以有 30 分钟的大课间活动，高中一周 2 课时体育课。课题组在对深圳市儿童青少年近视防控项目相关人员等进行访谈时，他们都提到了日间户外活动对防控近视的重要作用。

"无论是我们自己的研究，还是国际国内的一些研究，都显示户外活动是最经济、最有效的近视预防手段，而且学生多到户外跑一下，除了可以延缓近视的加深，还对肥胖、脊柱侧弯等的改善都有好处。"（访谈记录：深圳市儿童青少年近视防控项目人员 M，20230329）

"一般情况下那些比较活跃的孩子喜欢到操场玩，参加户外活动，这些孩子的近视可能相对好一点；有些孩子不喜欢到户外，每次下了课都坐在教室里面，这些孩子的近视可能就比较严重。"（访谈记录：深圳市某学校校医 S，20230328）

"当时我们有一个试点学校，校长特别重视近视防控，听我们讲了之后他把楼顶改造成一个操场，改造的操场包括篮球场、跑道。学校规定学生上午上课之前要跑步，下午上课前要跑步，放学后也跑步，过了两年之后效果非常明显。"（访谈记录：深圳市儿童青少年近视防控项目人员 L，20230329）

"其实户外活动不单对眼睛、对身体素质的提高有益，还会对学习有好的影响，只有运动完了之后才能更专注地去学习。不能一味只顾学习，这一点我很赞同学校的做法，多点户外活动挺好的。"（访谈记录：深圳市某学校学生家长 L，20230328）

2018—2019 年的儿童青少年眼健康行为调查结果显示，部分学生过去一周里，每天白天累计户外活动（含户外专项体育锻炼、行走、嬉戏、劳作、其他户外活动等）时间不足 1 小时，大部分不足 2 小时，没有达到方案要求的每天至少 2 小时户外运动时间标准。受疫情影响，深圳市学生户外活动的时间大幅度减少。

众多研究表明，日间户外活动的增加能够显著抑制儿童青少年近视的发生与进展。视力不良的初中生每天参加户外活动时间少于 1 小时和 1～2 小时的比例高于视力正常的初中生，但不存在显著差异。视力正常的初中生每天参加户外活动时间为 2～3 小时和 3 小时以上的比例高于视力不良的初中生，且均存在显著差异。总体看来，视力正常的初中生每天参加户外活动的时间要多于视力不良的初中生。不仅要鼓励学生参加体力活动和体育锻炼，更要鼓励他们多参加以户外活动为主的体力活动和体育锻炼，这不仅可以提升学生的体质健康水平，还可以为学生的视力带来好处[233]。

三、视觉环境与近视

视觉环境（包括采光、照明、课桌椅高度等）会对近视进展产生影响。在访谈的过程中，三位受访同学均提到了用眼环境对近视的影响："我近视主要是因为喜欢在光线暗的地方看书。"（访谈记录：深圳市某学校小学二年级学生 D，20230328）

"我近视的原因主要是看书的姿势不对，距离太近，在强光或弱光的地方看书。"（访谈记录：深圳市某学校小学五年级学生 T，20230328）

"我觉得我近视的原因可能是在光线太强或者不足的情况下看书、阅读，过度用眼，导致近视。"（访谈记录：深圳市某学校七年级学生 Z，20230328）

为贯彻落实教育部、国家卫生健康委等八部门发布的《综合防控儿童青少年近视实施方案》（教体艺〔2018〕3 号）有关学校课桌椅和教室照明的明确要求，根据《学校卫生工作条例》《学校卫生综合评价》（GB/T 18205-2012）及《关于开展全省学校卫生综合评价工作的通知》（粤卫函〔2015〕566 号），深圳市卫生健康委会同市教育局每两年对全市学校桌椅及照明开展一次全覆盖监测，并将监测结果及用眼卫生相关的指导意见反馈给中小学校及教育行政部门，指导学校对不达标项进行整改，其中与学生眼健康密切相关的监测项目为教室照明。

（一）学校课桌椅及照明监测

1. 监测依据

（1）课桌椅：《学校卫生综合评价》（GB/T 18205-2012）要求学校按照《学校课桌椅功能尺寸及技术要求》（GB/T 3976-2014）分配符合学生身高

的课桌椅，课桌椅分配符合率≥ 80%。

（2）教室照明：《学校卫生综合评价》（GB/T 18205-2012）要求学校符合《中小学校教室采光和照明卫生标准》（GB 7793-2010）中的 5 项卫生标准：①课桌面上灯具垂直黑板布置；②采用控照式灯具；③灯桌间距≥ 1.7 m；④课桌面照度≥ 300 lx，均匀度不应低于 0.7；⑤黑板面照度≥ 500 lx，均匀度不应低于 0.8。

2. 监测结果

（1）课桌椅：2016—2019 年全市累计监测约 9 万套课桌椅，其中课桌和课椅的分配符合率与国家要求标准分配符合率存在一定差距。

（2）教室照明：2016—2019 年全市累计监测约 1 万间教室的照明设备，五项照明指标均达到《综合防控儿童青少年近视实施方案》（教体艺〔2018〕3 号）的要求。

3. 问题原因

学校现有配置的课桌椅不能应各阶段学生的生长发育及时匹配、调整；为了整洁，学校在教室里设置了统一的桌子和椅子，忽视了学生成长过程中的个性化差异；教育部门与学校的采购渠道差异大，生产厂家资质良莠不齐，课桌椅的品质难以保证、课桌的桌下净空高和桌下净空深不符合标准等也是学生课桌椅达标率低的重要原因。教室照明中黑板照明设置问题严重，设施配备不规范，存在灯管功率或盏数不够、灯管高度和与黑板水平距离不合理、控照灯罩反射角度过于偏离黑板导致反射光未能照到大部分黑板面等原因，导致黑板面照度过低。

尽管国家相关部门针对学校场所的设备设施、教学产品的质量标准规范发布了相关文件，但现实状态距离国家标准还存在一定差距。所以，在构建健康的视觉环境过程中，学校应从设备设施的质量、安装规范等方面进行有效的监管[234]。

（二）居家用眼环境

1. 居家桌椅高度调整情况

2020 年的调查结果显示，超过一半的学生报告在家学习期间书桌和座椅不可调节高度或不知道是否可调，接近一半的学生或家长不会根据身高变化情况调节书桌和座椅高度，有接近 1/4 的学生或家长每年调节一次书桌或座椅高度。

2. 家庭照明环境

在访谈过程中，深圳市某学校的学生家长提到："我平时还是比较关注家里孩子的灯光环境的，家里的照明我都检查过。我之前了解到室内的光照太亮不行，太暗了肯定也不行，阅读区域一般 500（lx）左右的照度应该是可以的。"（访谈记录：深圳某学校学生家长 Q，20230328）

与 2018 年家庭照明环境的调查结果相比，2019 年居家读书或写字时同时使用台灯和屋顶灯的学生比例不变，仅使用台灯或屋顶灯的学生比例下降。2020 年的读书写字照明情况调查结果显示，少数调查对象可以确定读书写字时，光线从对侧射入；绝大多数学生认为学习时的照度合适。

针对家庭环境中空间照明条件调查发现，在 112 个被调查的家庭中，夜间照明环境存在着很大的差别。按照《建筑照明设计标准》（GB50034-2013）的规定，照度、均匀度、色温、显色指数合格率分别达到 83.93%、97.32%、50.89%、53.57%。根据《健康建筑评价标准》（T/ASC02-2016），光频闪比和色温的合格率分别达到 78.57% 和 57.86%，调查问卷结果发现，学生自我感知的照明条件较好，舒适性和满意度均较好，同时，被调查者对于照度均匀度和色温的评价也比较高，但是对照度、显色指数的舒适度感受及满意程度均不高。大部分学生报告照明环境对眼疲劳产生影响，在此环境中可出现身心负面影响[235]。

四、主观视力变化情况

2020 年疫情期间的调查结果显示，部分调查对象自我感觉视力下降，其中初中生视力下降情况明显比小学生严重。有少数学生经常或总是感觉看远处东西有些模糊；与原来相比，少数调查对象经常或总是必须走近才能看清楚。

五、小结

根据 2018—2020 年学生眼健康相关行为现状的调查结果，得出以下主要结论：

1. 学校按要求每月调整学生座位情况较好。但 2019 年按要求调整座位的比例有所下降。

2. 学校按要求每学期对课桌椅高度进行调整有待加强。2019 年至少每学期对学生课桌椅高度进行调整的比例较 2018 年有所下降。

3. 多数学生避免近距离用眼行为落实较好。在阳光直射下看书或不当使用电子屏幕的学生比例较低，在天黑后关灯看电子屏幕的学生比例较低，走路或乘车时看书或电子屏幕的学生也较少。2019 年学生在看电视/玩电视游戏时，眼睛距离电视显示屏的距离从未或仅偶尔超过 3 m 的比例有所下降；不少于 1 小时才休息一次眼睛的比例也有下降。

4. 学生读写姿势不佳。学生报告的"一尺、一拳、一寸"的读写姿势遵守率较差。2019 年报告从不或仅是偶尔在读写时，胸口离桌子边缘超过一拳的学生比例较 2018 年下降，2020 年又呈现上升；2019 年报告从不或仅是偶尔在读写时，眼睛距离书本超过一尺的比例较 2018 年有所下降；报告从不或仅是偶尔在读写时，手指距离笔尖一寸左右的学生比例较 2018 年下降。

5. 白天户外活动时间不足。部分学生过去一周里，每天白天累计户外活动时间不足 1 小时，大部分不足 2 小时。疫情期间，在可以户外活动后，接近 1/3 的中小学生平均每天白天户外活动时间少于 1 小时，超过一半的中小学生平均每天白天户外活动时间少于 2 小时，比例远高于 2019 年疫情前。

6. 电子产品使用不当。2018 年调查结果显示，接近一半的学生过去一周里平均每天看电视时间不少于 1 小时，2019 年这一比例有所下降。这两年学生报告在过去一周里平均每天用电脑的时间不少于 1 小时的比例分别也有所下降。2020 年疫情期间，调查对象每天使用电子产品累计时间超过 1 小时（不包括网课）的比例以及使用电子屏幕时间比上个学期（非疫情期间）有所增加。

7. 每天做眼保健操的情况不佳。2019 年能达到一天至少做 2 次眼保健操的比例较 2018 年有所下降。2020 年，每天做 2 次及以上眼保健操的比例继续下降。

8. 老师和家长督促有待加强。2018 年有超过一半的老师和超过 1/3 的家长从不或仅是偶尔提醒学生读写姿势不正确，2019 年的情况没有变好，部分老师和家长未担负起监督并随时纠正学生不良读写姿势的责任。家长控制电子产品使用情况不佳。

9. 学生居家用眼环境欠佳。 接近一半的学生在家学习期间桌椅都不可调节高度或不知道是否可调，超过 1/3 的学生或家长不会根据身高变化情况调节书桌和座椅高度，只有少数调查对象可以确定读书写字时，光线从对侧射入。但有绝大多数学生认为学习时的照度合适。

10. 自感视力变差。 2020 年疫情期间，超过 1/3 的调查对象自我感觉视力下降，其中初中生视力下降情况明显比小学生严重。

第七章

深圳市儿童青少年近视防控影响评价

为有效维护深圳市儿童青少年的视力健康，深圳市于 2019 年正式启动儿童青少年近视防控工作，目前，近视防控工作已取得新的阶段性进展，形成的"政府主导、专家指导、各界参与"的近视防控"深圳模式"，对深圳市儿童青少年的眼健康起到积极防控作用。

一、主要指标完成情况

2019 年，深圳市儿童青少年眼健康筛查覆盖率达到 100%，档案建档率为 100%；中小学卫生室工作人员、幼儿园卫生室工作人员、近视防控联盟医院工作人员近视防控培训覆盖率分别为 100%、100% 和 100%。总体来说，深圳市儿童青少年近视防控项目进展顺利，在我国当前儿童青少年近视率居高不下的大背景下圆满完成了近视筛查和防控的预定目标。

二、社会影响分析

全球近视患者的负担逐年增加，2020 年约有 30% 的人口患有近视，2050 年将达到 50%。近视和高度近视的发病率呈逐年上升趋势，严重影响了近视患者的生活质量，这预示着未矫正的近视以及高度近视相关并发症，如近视性黄斑变性导致的视力丧失将在未来增加。这会影响人们的生活质量，并导致相关费用的增加。据统计，全球与近视相关的直接卫生支出和生产力损失费用估计为数十亿美元[236]。因此，做好近视防控不仅能够改善人群健康及社会生活质量，还会影响整个卫生体系乃至经济的发展。

（一）卫生体系

通过近视防控项目的开展，深圳市对于儿童青少年眼健康问题逐步建立了完善的卫生体系，主要包括以下几个方面：

（1）定期开展近视筛查，建立儿童青少年眼健康档案：自 2019 年项目开展以来，深圳市眼科医院联合近视筛查联盟医院对幼儿园、小学、初中、高中 158 万例在校学生进行近视筛查，对近视高危学生进行全面眼部检查，并建立儿童青少年眼健康档案，2020 年累计完成全市幼儿园、中小学共 158.1 万名学生近视筛查工作。

（2）健全视力筛查和转诊制度：深圳市儿童青少年近视防控项目定期开展儿童青少年视力筛查工作，建立青少年和儿童的视觉健康电子记录。对儿童青少年屈光不正进行规范化的诊断和矫正，构建并健全转诊制度，强化分级管理，夯实眼病筛查和眼健康促进工作体系。

（3）加强人才队伍建设：使医护人员掌握近视干预措施、检查视力、上传检查结果等技能，三年累计培训率达到 95% 以上。2019 年，完成全市所有幼儿园园医近视防控培训工作，完成中小学校医近视防控培训工作。按标准配置校医（园医）和健康教育老师。

（4）建立长效防控机制：随着项目的开展，深圳市已逐步建立起政府主导、部门分工合作、家校协同、社会联动、个体自觉的近视综合防控机制，营造人人关心关注、人人自觉参与的近视综合防控氛围，培养和督促儿童青少年养成良好用眼卫生习惯，加强儿童青少年近视防控和健康促进工作。

（二）人群健康

近视问题不仅是学生个体的健康卫生问题，也是影响国计民生的重大公共卫生问题。对关注中国儿童青少年近视患病率的 22 项研究进行分析后发现，2000—2015 年的 15 年期间，近视患病率不断升高，从 2001 年之前的 25.7% 到 2010 年的 39.0%，再到 2015 年的 46.1%[237]。近视的发病阶段可能早在 3～4 岁，研究发现，患者年龄越小，近视进展和高度近视的风险越大[238-239]，近视和高度近视的快速发展会增加白内障、青光眼和各种并发症的发生风险，给人群健康管理带来重大挑战[240-241]。

对此，深圳市儿童青少年近视防控项目通过以下三个方面的措施，努力提升了儿童青少年眼健康：①定期开展儿童青少年视力筛查工作，建立眼健康电子档案，实现了对学生近视和影响因素的监测全覆盖，能够及时掌握学生近视流行情况和主要健康影响因素，并采取针对性干预措施；②进行学校教学生活环境监督检测，指导学校教学设施和条件改善，提供良好的教学环境和视觉环境；③开展近视综合干预，进行屈光不正的诊断、矫治工作，夯实眼病筛查和眼健康促进工作体系，提高学生眼健康知识知晓率和行为养成率，能够促进养成良好眼健康行为习惯，实现儿童青少年新发近视检出率下降或近视检出率呈下降趋势的目标，对提升儿童青少年眼健康及其他身体健康有重要意义。

"开展这个项目几年来，学生和家长对近视的防控意识增强了不少，从我们去年和今年收集的预防近视的作品可以看出，现在学生也在了解很多爱眼护眼的知识。包括学校、家长也很关心，很多家长很在意孩子的视力，来我们这边看门诊的有些孩子每年的度数稍微增加一点，家长都很紧张。"（访谈记录：深圳市儿童青少年近视防控项目人员 F，20230329）

"这个项目的积极影响很多，起码我们家长越来越重视（孩子近视）这件事了，学校和市里的专家经常去做讲座，再加上给孩子做防控近视的宣传，孩子会有意识地越来越多地参加户外活动、注意读写姿势，对孩子的近视防控是很有好处的。"（访谈记录：深圳市某学校学生家长 L，20230328）

"这个项目我觉得特别好，我们每季度都去检测，项目的小程序会对检测结果有一个连续的观察，如果某一个阶段眼轴增长得特别快，可能会收到提醒，然后定期提醒孩子去做检测。"（访谈记录：深圳市某学校学生家长 Q，20230328）

（三）经济发展

近视带来的经济压力不可低估。近视的经济负担主要是指在近视的诊断和治疗过程中，由于近视的治疗和康复而造成的医疗费用、康复费用和社会经济参与的损失。由近视患者造成的直接费用包含诊断费、眼镜配置费、交通费以及疾病的治疗费；降低生产率的代价可包括花费在眼部检查或来回住院的时间，没有报酬的护理时间，在工作或家庭中降低生产率和降低生活品质的代价[236]。近视患者的个体及社会经济负担都十分沉重，尤其是在高发病率的地区。根据中国国家验光中心、眼科医院等机构的统计，假设近视人群全部购买眼镜，其中 10.0% 购买角膜接触镜，1.5% 选择角膜塑形镜，每年每人将花费 809 元人民币进行检查和购买视力产品，约合 113 美元[242]。近视是一种终身的经济负担,根据新加坡一项针对成年近视的调查,80 岁以上的近视患者在其一生中需要支付 21 616 新加坡元,约 17 020 美元。

在公共卫生支出方面,根据统计数据显示,世界范围内近视的成本和直接费用(包括检查费,框架眼镜和角膜接触镜的费用,LASIK 手术费,治疗白内障、视网膜病变、青光眼等并发症的费用)在 2019 年为 3587 亿美元,预计这一花费在 2050 年将增加至 8700 亿美元[243]。根据新加坡的统计,在 2011 年,由近视导致的眼睛检查、视力矫正以及运输成本是 9.59 亿新加坡元(或 7.55 亿美元),比新加坡其他慢性病的疾病负担要高得多。与近视有关的生产成本也是巨大的。一份调查显示,在 2019 年,因视觉受损或失明而导致的生产力损失为 945 亿美元,预计到 2050 年,将增加到 2293 亿美元[243]。中国人群近视发生率高,近视产生的诊断、矫正、手术、定期复查、耽误工作时间、治疗并发症等,给个人和社会带来了很大的经济负担,因此,政府必须调整政策,以有效地控制近视的发生发展。

"近视会为家庭带来很大的负担,一副 OK 镜将近 1 万块钱,多点离焦眼镜三四千块钱,即使是一副普通的眼镜也要几百块钱,还要每一年半换一副,是很'烧钱'的一件事情。孩子近视给家庭带来不少开销,对国家也是经济上的负担。"(访谈记录:深圳市某眼科专科医院主任 Z,20230327)

"我了解 OK 镜,还有其他眼镜费用其实都不低,不管是国产的还是进口的,OK 镜每年的费用在 1 万以上,这是我了解到的,并且小孩的眼镜损坏得也比较快,如果度数不断地变化,需要更换得比较勤,对于一个家庭来讲应该是不小的开支。"(访谈记录:深圳市某学校学生家长 Q,20230328)

"我家孩子的眼镜原价三千多,打折后两千,并且度数变化超过 50 度可能就要重新配,算下来挺贵的。"(访谈记录:深圳市某学校学生家长 L,20230328)

我国眼健康经济负担较高主要与我国儿童青少年视力不良患病率高、患病人数多有关。深圳市儿童青少年近视防控项目能够对儿童青少年近视进行及时筛查和干预,对减轻经济负担有重要影响。虽然近视矫正会导致即时的医疗费用增加,但是有研究表明,通过改善工作效率而获得的收益远超过与之有关的费用[244]。例如,在新加坡,成年人的平均近视治疗成本为 7～9 美元,低于同期失明和中度长距离视觉受损导致的成本[245],说明在近视防控方面进行投资是一个具有成本效益的选择。

（四）社会生活

近视的危害主要表现在日常活动、社会心理健康、学业表现等多个方面。在一项针对 16 岁青少年的研究中，近视被认为是降低生活质量的一个独立风险因子[246]。一项针对中国西南地区 2346 例近视青少年进行的调查显示，不配戴眼镜的青少年在生活质量上的得分显著低于配戴眼镜的青少年[247]。此外，较低的视力或未经矫正的视力对孩子的注意力、耐力和学业表现有不利影响，并会引起心理不适和社交焦虑[248]，在接受访谈时，深圳市某学校学生家长 L 也提到这一现象：

"我家孩子第一次测出来有 25 度的近视之后，其实是很不适应的。当时医生建议可以戴眼镜，防止近视进一步加深，但是他非常抗拒，觉得自己会跟别人不一样，心理上没法接受。这一个阶段有点影响他观察周围的事物，影响上课看黑板，又觉得戴眼镜挺麻烦，跑步也不方便。"（访谈记录：深圳某学校学生家长 L，20230328）

矫正视力能够提高近视患者的生活质量，尤其是改善视觉健康功能和减少不适症状，减轻他们在学习和工作中的障碍，提升所感知到的支持水平，改善儿童青少年的社会功能和学校功能[249-250]。中国一组随机临床研究结果显示，近视学生配戴眼镜能改善其学业表现[251]，维持其心理健康水平[248]。

三、防控经验

深圳于 2019 年正式启动儿童青少年近视防控工作，每年对全市儿童青少年开展近视筛查和干预工作。在新型冠状病毒感染疫情防控常态化背景下，深圳市近视率上升幅度远低于全国水平（11.7%）。现将深圳市儿童青少年近视防控经验总结如下。

（一）加强体系建设，优化顶层设计

1. 领导机制

成立由深圳市卫生健康委和深圳市教育局分管领导任组长的儿童青少年近视防控工作领导小组，对全市近视防控工作统一部署、统一推进、统一考评，推动形成政府主导、医教结合、家校协同的近视防控工作格局。完善综合防控近视工作联席会议机制，加强统筹协调、综合管理和督促检查。深圳市卫生健康委会同深圳市教育局与各区人民政府明确职责任务，落实主体责任，全面推进近视防控工作。

2. 政策保障

出台《深圳市公共卫生服务强化行动方案》，明确政府、卫生机构、学校、家庭在加强学生视力保健、规范学生电子产品使用、加强学生体育锻炼、减轻学生学业负担、保障学生睡眠时间等方面的责任和义务。明确防控目标，要求全市儿童及中小学生眼部健康筛查覆盖率≥90%，视力健康档案建档率≥90%，学校卫生室及对口社康中心的近视防治工作人员培训覆盖率≥90%，总体近视率每年降低1个百分点以上。

3. 近视防控联盟

出台《市卫生健康委市教育局关于印发深圳市儿童青少年近视防控实施方案的通知》（深卫健公卫〔2019〕39号），明确卫生行政部门、教育行政部门、深圳市眼科医院、深圳市妇幼保健院、疾病预防控制机构、学校等相关部门责任分工和职责任务。设立专业机构：依托深圳市眼科医院牵头成立深圳市儿童青少年近视防控中心，协同深圳市妇幼保健院、深圳市疾病预防控制中心，整合全市眼科资源共同成立近视筛查联盟医院，构建深圳市近视综合防控网络平台，并开展近视高危人群干预适宜技术研究和推广。

（二）实施应筛尽筛，摸排防控基底

2019年和2020年深圳市卫生健康委会同市教育局针对全市儿童青少年共进行了两轮近视筛查，对全市儿童青少年近视程度、学校桌椅及照明卫生监测、眼健康相关行为进行了调查，共计24.6万幼儿园大班学生和149.7万中小学生进行了近视筛查。

2019年以来，定期开展的近视筛查是深圳市近年来覆盖范围最广、学段分层最全、调查人数最多的儿童青少年眼健康筛查，基本摸清深圳市各年龄段学生近视发生状况及其影响因素，为准确把握近视防控形势、针对性开展综合防控奠定了重要基础。

（三）强化家校联动，坚持综合防控

1. 近视预防策略

根据不同年龄阶段特点，深圳市采取不同的近视防控策略。学前阶段

（0～6周岁），家长应积极带孩子到户外活动，要控制其看电视、玩手机的时间。小学阶段（6～12周岁），平时要注意保持良好的生活习惯，注意观察自己的视力和屈光发育，防止近视发生。中学阶段（12～18周岁）近视防控需要孩子主动参与和多方支持，应在学习与生活上实现平衡，加强体育锻炼，防止近视发生与发展，已经近视的学生尽量控制不要发展成高度近视，已经形成高度近视的学生也要注意预防并发症。

2. 增加户外活动时间

（1）引导孩子保证每天的户外活动或体育锻炼时间，培养终身锻炼的良好习惯。学校合理安排体育课教学内容和运动负荷，使学生达到国家体育与健康课程标准。要保障学生每天校内、校外各 1 小时体育活动时间，并将体育与健康课开足开齐，每天上午、下午学校各安排半小时的大课间活动。中小学校在保证学生每天在校时间的前提下，合理安排大课间活动。

（2）落实国家体育与健康课程标准。中小学体育与健康课要按照国家有关规定开足开齐，在确保体育课时不被挤占的前提下，各地可结合实际情况将羽毛球场地、乒乓球台等设置在中小学校园内或校园周边一定范围内。鼓励学校积极开设户外课堂，探索开展户外教学。

（3）根据"动静结合，视近视远"的原则，有秩序地组织并督促学生在课间休息时进行户外活动或远眺，在课间休息时离开教室，在走廊上或课堂外进行锻炼，以避免学生长期过度使用眼睛。

（4）全家一起开展体育运动，营造良好的家庭氛围。家长应帮助和引导孩子养成终身锻炼习惯，每天安排一定时间进行户外活动或体育锻炼，使其在家时每天接触户外自然光的时间达到 1 小时以上，可通过家长陪同儿童走路上学、为儿童选择户外环境下的兴趣班、课外和节假日亲子户外活动等方式，积极引导、支持和督促孩子进行日间户外活动，每天不少于 2 小时。

3. 控制电子产品使用

在学校中，控制电子产品进行教学活动时间，学生进行电子屏幕学习不能超过总教学时间的30%，并且禁止学生将个人智能手机带进教室，如果带进了学校，则要对其进行统一保管。父母和孩子在一起时，应尽可能少用电子设备。要有意识地对低龄儿童使用电子产品的时间进行控制，对以玩为目的的电子产品使用，单次不能超过 15 分钟，每天累计不能超过 1

小时，在使用电子产品进行 30 ~ 40 分钟的学习之后，应该休息远眺，让自己得到 10 分钟的放松。年龄越小，越要减少电子产品的使用。

4. 保障健康饮食作息

科学安排膳食，多吃时蔬、水果，少吃甜食，少喝饮料，要保障儿童合理膳食，儿童青少年每天食盐不超过 5 克，保持膳食营养均衡；同时，要保证儿童青少年每天充足的睡眠时间，小学生每天不少于 10 小时，初中生不少于 9 小时，高中生不少于 8 小时。

5. 改善视觉环境

（1）教室照明卫生标准达标率 100%。教室黑板面维持平均照度不低于 500 lx，照度均匀度不低于 0.8。课桌面维持平均照度不低于 300 lx，照度均匀度不低于 0.7。教室配备合格照明设备，采购照明产品后，由供应商在试点教室安装调试，同时学校委托具有检测资质（CMA、CNAS）的计量质量检测机构，依据相关国家标准及省市有关工作要求对试点教室照明现场质量检测。

（2）教室和家庭房间朝向宜采用南北双向采光。单侧采光的房间，其主采光窗（或采光带、采光罩等）宜设在学生座位的左侧。教室的采光系数不低于 2.0%，窗地面积比不低于 1 : 5，后（侧）墙反射比为 0.7 ~ 0.8。

（3）关注家庭室内照明条件，灯具相关色温 3300 ~ 5300 K，使用 LED 读写时宜调节相关色温至 3300 ~ 4000 K，使用 LED 光源的灯具按 IEC/TR62778 评估的蓝光危害类别不应超过 RG0，灯具应通过国家强制性产品认证。

（4）按照《学校课桌椅功能尺寸及技术要求》（GB/T3976-2014），学校严格按照标准要求招标采购学生用的课桌椅。学校课桌椅配置符合率不低于 80%。根据学生的身高，配置适当的桌子和椅子，提示学生正确的坐姿，养成良好用眼习惯。

（5）每月调换学生座位至少 2 次。2019 年的调查数据显示，深圳市中小学校按要求调整座位的比例为 86.4%，按要求每月调整学生座位情况较好。

6. 认真做好眼保健操

每天上午、下午各做一次眼保健操，动作准确到位。课堂上任课教师随时提醒学生保持正确坐姿和读写姿势，有序组织课间室外活动或远眺。

同时，鼓励使用坐姿矫正器，并要求学生不得连续视近作业。

7. 开展视力监测

每学期2次视力筛查，近视筛查学生全覆盖，建立视力档案。督促近视高危学生及时复查，早期发现近视的倾向或趋势，尽早采取医学干预。一人一档，分档管理。对视力异常或疑似眼病的患者，提供个性化、针对性的干预措施。

（四）科学干预诊疗，控制近视进展

各近视防控联盟医院针对儿童青少年近视实际情况，在深圳市儿童青少年近视防控中心的指导下选择适宜的控制近视进展手段，并在数据平台上报备。具体措施包括：

1. 近视预警

远视储备就是儿童对应年龄的生理屈光状态，如果远视储备不足，应当引起重视并增加复查频率。不同年龄儿童远视储备参考值见表7-1。中小学生视力＜5.0，或等效球镜＜－0.50 D，应及时到医院复诊。4～5岁儿童裸眼视力≤4.8、6岁及以上儿童裸眼视力≤4.9，或双眼视力相差两行及以上（标准对数视力表），或屈光筛查结果异常，应及时到医院复诊。

在访谈中，深圳市儿童青少年近视防控项目工作人员M提到："近视50度以内的话，建议学生采用户外干预的手段，比如不戴眼镜而是多到户外活动，到了100多度，就要戴眼镜了。有些家长可能存在一种误区，觉

表7-1　不同年龄儿童远视储备参考值

年龄	生理屈光度（D）
3岁前	＋3.00
4～5岁	＋1.50～＋2.00
6～7岁	＋1.00～＋1.50
8岁	＋1.00
9岁	＋0.75
10岁	＋0.50
11岁	＋0.25
12岁	0

得戴眼镜度数会越来越深,其实不是这样,不戴眼镜近视度数反而会越来越深。另外有些家长认为戴眼镜后眼睛会变凸,这也是错误的观念。"(访谈记录:深圳市儿童青少年近视防控项目工作人员 M,20230329)

2. 分级分类管理

通过开展校园定期视力筛查,对儿童青少年近视进行初步风险评估、预测和分级。可将其分为无近视(低危)、无近视(高危)、已近视(低中度)、已近视(高度)等四个或更多风险水平,针对不同的风险水平进行分级管理,针对不同情况,提供个体化预警和精准化干预处方。对于没有发生近视的儿童青少年,应当加强眼健康管理。通过眼健康教育、建立眼健康档案等方式,对儿童青少年进行科学的眼健康管理;对于已经发生近视的儿童青少年,应当坚持医疗、体育、宣教"三位一体",按照"一人一案"进行精准化诊疗,进行科学矫正和干预。

(1)无近视(低危)学生的判定及管理

1)无近视(低危)学生的判定标准包括:① 6 岁以上裸眼视力 ≥ 5.0 且非睫状肌麻痹下屈光检查等效球镜 ≥ -0.50 D。②远视储备在正常范围(参考表 7-1),并且父母无近视。

2)无近视(低危)学生的管理:在学校筛查中判断为无近视(低危)的儿童,需每年参加学校组织的视力筛查,并且按照国家相关指引做好户外活动,养成良好用眼习惯。

(2)无近视(高危)学生的判定及管理:

1)无近视(高危)学生的判定标准包括:① 6 岁以上裸眼视力 ≥ 5.0 且非睫状肌麻痹下屈光检查等效球镜 ≥ -0.50 D。②远视储备低于正常范围(参考表 7-1);父母都近视,或者有一方近视。

2)无近视(高危)学生的管理:在学校筛查中判断为无近视(高危)的儿童,根据《国家卫生健康委办公厅关于印发儿童青少年近视防控适宜技术指南的通知》(国卫办疾控函〔2019〕780 号)的要求,筛查单位应当在 1 个月内将高危预警反馈给学校及家庭,并提出转诊建议,到相关的专业机构开展全面眼健康检查,在专业指导下进行近视防控,并定期随诊。专业机构的建档内容可包含视力检查、眼位检查、眼压检查、小瞳和散瞳验光、角膜曲率检查,散光度数高的儿童,建议角膜地形图检查、眼轴长度检查、裂隙灯检查和眼底检查。

(3)已近视(低、中度)学生的管理

1）管理目标：低中度近视是指屈光度范围为 $-0.50\,D \sim -6.00\,D$，通过专业管理密切跟踪近视进展速度，收集儿童近视加深高危因素资料，并予以专业指导控制近视进展。

2）首要干预措施：①每半年一次在专业机构的全面检查。检查内容涵盖屈光度数及眼轴长度，有条件情况下收集眼底照相数据。②收集近视高危因素问卷，内容包括户外活动时间、近距离工作学习时间、父母近视情况、身高体重、近视发生年龄等。③近视予以处方配镜。在确保最大安全性的前提下，由专业人士予以处方配镜的近视干预指导，并每半年复查近视加深情况，决定是否调整近视干预方案。

3）辅助干预措施：①根据高危因素问卷结果，给予个性化近视防控指导，包括如何增加户外活动时间、近距离用眼 20-20-20 法则［近距离用眼20分钟，向20英尺（约6米）以外的地方远眺20秒或更长时间］等。②有条件的专业机构应为儿童开展视功能检查，对于视功能异常者，开展视功能训练及康复。③通过中医手段积极开展近视防控。

（4）已近视（高度）学生的管理

1）管理目标：高度近视是指屈光度 $< -6.00\,D$，或者眼轴长度 $\geqslant 26.5\,mm$。预防近视继续恶化，并积极预防高度近视各项并发症的发生。

2）首要干预措施：①每半年一次在专业机构的全面检查。病史收集包括飞蚊症、视物变形、视疲劳等内容；检查内容涵盖屈光度数、眼轴长度及散瞳下全面眼底检查，有条件情况下开展 OCT 检查及视野检查。②收集近视高危因素问卷，内容包括户外活动时间、近距离工作学习时间、父母近视情况、身高体重、近视发生年龄等。③高度近视予以处方配镜。由专业人上给予框架眼镜、接触镜处方。④每半年复查近视加深及眼健康情况，做到高度近视并发症早发现、早诊断、早治疗。

3）辅助干预措施：①高度近视的宣教。让患者了解高度近视常见并发症，定期进行眼底检查，并嘱咐应避免或减少眼部碰撞和剧烈运动，当出现眼前闪光感，或者部分视野遮挡等情况，需尽快就医。②根据近视高危因素问卷个性化指导近视防控，包括：增加户外活动时间，确保每天至少2小时的户外活动；减少近距离作业时间，尽可能做到读写30分钟，休息远眺10分钟等。③通过中医手段积极开展近视防控及并发症预防和治疗。

3.近视屈光矫正

根据《深圳市儿童青少年视力综合防控项目检查规范》对高度近视危

险人群和极度危险人群进行医学干预，在眼科医生指导下进行近视屈光矫正，主要采用如下手段控制近视进展。

（1）近视屈光矫正原则

1）学龄前儿童：①学龄前儿童在等效球镜＞－1.00 D 时，若有近视表现，需做屈光度校正。②如果没有任何临床表现，可以暂时性观察，半年一次。③通过专家经验和临床观察，等效球镜＜－1.00 D 的需要进行矫正。

2）学龄儿童：①对于视力下降较敏感且有症状的儿童，任何度数的屈光不正均需矫正。②根据专家经验与临床观察，近视度数≤－1.00 D 者需矫正。③间歇性外斜视或有较大外隐斜的屈光不正儿童应予全天光学足矫。

3）随访：①通常是半年一次的复查，如果本次复查与上一次检查的度数相比变化≥0.50 D，则需新的处方；②若度数只改变 0.25 D，但矫正后视力仍有较大改善的患者，也可给予新处方。

（2）散瞳验光原则

1）6 岁及以下（伴或不伴内斜视）、6 岁以上（伴内斜视）：①初次检查建议用药：1.0% 阿托品眼膏或凝胶，每天 2 次，共 3 天；或者 1.0% 环喷托酯滴眼液 3 次。②复查（与初次检查时间间隔超过半年以上）建议用药：快速散瞳剂 0.5% 复方托品酰胺滴眼液 3～5 次（眼科医生或视光医生可根据实际情况改为 1.0% 阿托品眼膏或凝胶散瞳验光）。

2）6～12 岁（不伴内斜视）：①初次验光建议用药：1.0% 环喷托酯滴眼液 3 次或 0.5% 复方托品酰胺滴眼液 3～5 次。②复查（与初次检查时间间隔超过半年以上）：若视力稳定，小瞳电脑验光及眼轴结果在正常发育范围内，可不散瞳验光；若视力下降，或者小瞳电脑验光及眼轴增加超过正常，建议使用 1.0% 环喷托酯滴眼液 3 次或 0.5% 复方托品酰胺滴眼液 3～5 次再次验光。

3）12 岁及以上（不伴内斜视）：①初次验光建议用药：0.5% 复方托品酰胺滴眼液 3 次。②复查（与初次检查时间间隔超过半年以上）：若视力稳定，小瞳电脑验光及眼轴结果在正常发育范围，可不散瞳验光；若视力下降，或者小瞳电脑验光及眼轴增加超过正常，建议使用 0.5% 复方托品酰胺滴眼液 3 次再次验光。

（3）非进展性近视的矫正：非进展性近视是指近视进展缓慢，进展量≤ 0.50 D/ 年。可采用如下手段进行矫正：

1）配戴框架眼镜。适应条件：不愿或者无法使用其他矫正技术；伴有散光但其他矫正方法防控效果不理想；特定的工作环境或阅读环境；要求配戴镜框装饰的眼镜；有必要使用框架眼镜作安全保护；在一些疗法中，要求短期使用或经常对参数进行调整。

2）软性角膜接触镜。适应条件：屈光不正的矫正，包括近视、远视、规则散光及屈光参差者；规则散光＜1.50 D、球–柱镜比＞3∶1，可以选用球面软镜；0.75 D＜规则散光＜2.00 D，或球–柱镜比＜3∶1者，可选择 Toric 软镜。按干眼的诊断标准，排除干眼患者，也可根据情况验配；无其他活动性眼病（如角膜炎、结膜炎），身体健康；眼睑位置正常，瞬目次数正常，瞬目完全。

3）高透氧硬性角膜接触镜（RGPCL）。适应条件：高度近视或远视；高度散光，不规则散光，屈光参差；角膜病变（如圆锥角膜）、角膜瘢痕、眼外伤等引起的高度不规则散光；角膜屈光手术和角膜移植术后引起的复合型屈光不正；长期配戴软性角膜接触镜导致低氧反应和巨乳头性结膜炎的患者，不愿脱离角膜接触镜的患者。

（4）进展性近视的矫正：进展性近视是指近视进展快速，进展量≥0.75 D/年。可采用如下手段进行矫正：

1）角膜塑形镜。适应条件：近视、散光等患者的矫正范围参考产品说明书。角膜曲率范围为 40.00～46.00 D；未使用任何可能会对角膜塑形镜的配戴造成影响或可能造成眼睛生理变化的药物；不伴有系统性疾病，不会对配戴角膜塑形镜造成影响；环境条件、卫生条件及工作条件符合配戴要求；有良好的遵从性；了解角膜塑形镜的工作原理及实际效果，并能遵照医生的指示及时进行复诊、及时更换眼镜；年满 8 周岁的未成年人，必须在成人监护下使用；在配戴之前要进行检查，确认没有任何禁忌证。

2）低浓度阿托品滴眼液。目前我国尚未批准阿托品滴眼液用于近视防控，但是有部分医院开展使用低浓度阿托品防控近视的临床研究，有条件情况下如参加临床研究，可在医生指导下使用低浓度阿托品防控近视。

3）周边离焦框架眼镜。适应条件：近视增长较快，父母至少一方患有近视的儿童青少年（近视增长量≥0.75 D/年）。

4）多焦点角膜接触镜。适应条件：等效近视度数＜-0.75 D，散光＜-1.00 D，球–柱镜比＞3∶1；每一年屈光度增长≥0.75 D 的儿童青少年近视；了解软性角膜接触镜的工作原理、可能出现的问题及矫正的限制；有较强的学习动力和遵从性，有较好的个人卫生习惯，并能遵照医生的指示进行定期随访。

⑤渐进多焦框架镜、双光镜。近视控制效力低到中等，适用于内隐斜及调节滞后量大的儿童。

4. 中医药技术和方法

充分发挥中医药在近视防控中的作用，中医认为，近视的发生与"肝、脾、肾"三脏密切相关，以"养肝、养脾、养血"为治法。中医的诊断和治疗主要有以下几种方法：

（1）耳穴压丸：其理论依据是"全息生物"，以及"神经-体液"的调节性效应。耳与全身的经脉气血相关联，耳穴压丸可以使五脏六腑协调，加大眼部的血液供应，改善眼周缺血缺氧情况，起到双向调节作用，在视疲劳、假性近视与轻中度近视的治疗上具有较好的疗效。其通过辨病、辨质、辨证相结合选出相应穴位，"眼、目、肝、脾、肾"为耳穴治疗近视中经验用穴。具有简便、有效、安全、依从性好、经济等优点。

（2）针灸：针灸可以降低眼周血管平滑肌的紧张度，减少血管痉挛，改善局部神经、肌肉的血液供应，改善缺血、缺氧的情况，对视觉神经功能的恢复、眼屈光系统的调节以及缓解视疲劳等都有很大帮助。取穴，如眼眶内穴位睛明、承泣、球后，邻近组织穴位如太阳、瞳子髎、丝竹空、攒竹、风池等，尤其是睛明、球后、承泣、风池四穴，针感强，疗效显著。其具有安全、有效等优点。

（3）中频电疗法：具有促进血液循环、缓解眼周平滑肌痉挛等作用，使得"目有所养"，眼部疲劳得以缓解，从而恢复视功能。取穴，如眼周及头部常取双攒竹穴、双太阳穴，远端则为双足三里、双肝俞、肾俞交替进行。其具有操作简便、安全、依从性好等优点。

（4）磁疗点穴：用带高磁性的正负极点穴棒点按睛明穴、阳白穴等穴位，渗透性强，激活视神经，快速缓解视疲劳，以提升裸眼视力。

随着中医药特色方法的开展，中医药也成为近视治疗的辅助手段之一，如把中药敷贴、中药熏洗、耳穴敷贴这些方法结合起来，达到更好的治疗效果。中药熏洗是将中药熬制成汤剂，随后用专门的眼贴敷在眼睛上，起到温经通络、活血化瘀的作用，从而缓解眼部疲劳。

5. 建立绿色通道

（1）筛查绿色通道：近视筛查学校、幼儿园的校领导和校医（园医）为近视筛查队提供绿色通道，密切配合近视筛查工作，充分发挥班主任和志愿者的组织协调作用，维持检测秩序，保证检测工作顺利进行。

（2）复查绿色通道：定点医疗机构或社区卫生服务中心在规定时间段内，为复查对象学生提供绿色通道，提供分时段预约挂号、诊疗、检查专区等服务，进一步确诊并按规范进行医学干预。负责人需督促检查人员及时上传数据，并录入诊断和处理方式数据。

（3）未复查近视高危学生绿色通道：对超过半年未前来复查的近视高危学生，定点医疗机构或社区卫生服务中心通知管辖学校校医，校医督促近视高危学生前来复查，不能复查者校医在数据平台上记录原因。

6. 建立视力健康档案

加强视力健康管理，建立视力健康电子档案，及时向家长反馈视力监测结果，屈光档案应包含病史、眼部检查及屈光检查项目，根据检查并对比前一年的结果，确定近视进展情况，给予适当的干预措施。将治疗方案及随访计划登记至受检者的个人眼健康档案。

"我们眼科医院每年开展两次近视筛查，体检时会给每个学生发一张小纸片，上面是学生的信息，还有一个二维码，纸片拿回去给家长，扫一扫就可以在小程序里看到学生的筛查结果。它会把结果划分成一级预警、二级预警、三级预警，检查有什么异常都会通知家长，告知家长需不需要到医院检查，并且会显示我们近视复诊联盟的医院名单，家长可以选择就近的医院去复诊。"（访谈记录：深圳市儿童青少年近视防控项目人员 L，20230329）

7. 视力复查

2020 年 3 月，深圳市眼科医院近视防控门诊开始运营，该门诊从临床诊治到科普宣传，从视力监测到科学指导，创新打造一种全方位、全过程服务模式，更好地构筑近视防控网络，守护孩子们的眼健康。为进一步做好全市近视高危学生复查工作，方便近视高危学生就近复查，市儿童青少年近视防控中心每年定期开展深圳市儿童青少年近视防控联盟医院申报工作，扩充复诊联盟医院队伍。2020 年，全市各近视联盟医院复诊达 10 万人次。

"复查的孩子到我们医院之后，除了基本的检查之外，我们还会进行散瞳、验光、眼轴测量、眼底照相等。然后根据具体情况，假性近视会用药，如果出现真性近视，根据孩子的角膜情况，用离焦镜、普通眼镜或者 OK

镜，给予一些治疗措施以及一些建议，包括减少近距离活动时间、注意握笔的姿势和距离以及增加户外活动等。"（访谈记录：深圳市某眼专科医院医生 C，20230330）

（五）建设信息平台，实现智慧防控

深圳市儿童青少年近视防控中心创建并不断完善近视防控信息化综合平台，实现统计分析、智能预警等功能，实现所有筛查数据实时上传，为全市幼儿园大班、中小学生建立了眼健康档案，精准掌握全市及各区近视发生率等。定期为学校、家长提供近视预警和分析报告，卫生健康和教育行政部门、医疗机构以及中小学校医等各级平台用户可通过儿童青少年近视防控信息系统进行项目管理、数据查看、上传或导出等。

（六）加强专业指导，确保防控效果

为顺利推进近视防控工作，由市眼科医院牵头联合市疾病预防控制中心、市妇幼保健院，对全市卫生健康部门、教育行政部门、近视防控联盟医院项目负责人和幼儿园园医、中小学校医针对筛查方案实施细则、年度实施计划、近视普查标准化流程、项目质量控制、技术规范、近视防控要点等进行专业指导和培训。2019年，开展近视筛查员技术操作培训 1022 人次，市眼科医院派出 958 人次近视筛查骨干驻点学校近视筛查队伍，指导筛查工作，对近视筛查人员、教育行政人员、校医（园医）开展培训 2409人次。

充分发挥深圳市眼科医院眼视光专业优势，召集市儿童青少年近视防控中心专家委员会对项目实施全过程进行技术指导，包括筛查、建档、转诊和矫治一体化机制建立，信息化建设，数据分析评估，人员培训等内容，完善近视复查诊疗规范和操作流程，并对近视干预相关措施进行论证。

（七）突出试点带动，强化示范引领

2020 年 6 月，深圳市儿童青少年近视防控中心制定了《深圳市儿童青少年近视眼防控试点学校创建行动方案》，按照"分批创建，以点带面，全面实施"原则创建试点学校。2020 年 9 月，深圳市率先成立四所儿童青少年近视防控试点学校。各试点学校将通过宣传教育、增加课外活动、强化体育锻炼、改善儿童青少年用眼视觉环境等措施，提高全校师生爱眼护眼相关健康知识，培养良好的用眼习惯。设立试点学校旨在引领更多学校关

注近视防控问题，探索出具有深圳特色、行之有效的防控"深圳模式"。

经推荐、复核，教育部将深圳市南山区纳入全国儿童青少年近视防控项目的改革试验区，深圳市的试点学校也增加到九所，其中，南山区近视防控走在了全国前列，学校校医和学生介绍了其在近视筛查和近视干预方面的典型做法。

"我们学校自 2017、2018 年就开始近视防控了。学校实施了很多近视防控措施。刚开始可能近视人数比较多，但是从近期的下降率来说，效果还是很明显的。今年相较于上一年检查的近视率有所下降。前一年是 57%，后面一次检查降到 46.1%。"（访谈记录：深圳市某学校校医 S，20230328）

"被划定为试点学校后，深圳市儿童青少年近视防控项目给了我们很多帮助，不管是市区级领导还是我们学校领导都很重视这件事。今年 3 月 17号南山区全区的近视防控现场会也是在我们学校举行的。学校得到的支持很多，每学期都会开展视力筛查，所以我们也引进了非常先进的测量眼轴的仪器，政府会为我们提供筛查的经费，完全不用担心（经费问题）。还会有眼科医院的专业人员来进行视力防控培训，讲师的 PPT 内容很丰富，从眼睛的构造、用眼的习惯，到如何进行筛查、矫正，各个方面都有讲解，获得的知识很丰富。"（访谈记录：深圳市某学校校医 W，20230328）

"在深圳市眼科医院的指导下我们也采取了很多近视防控措施，比如保证学生每天都有至少 2 小时的户外活动时间，每天都会安排两次 5～6 分钟的眼保健操，接下来还有一个自编的放松操，目的都是让学生活动身体，放松眼部肌肉。体育课和下午的阳光体育时间也都是充足的。我们会开展一些宣教活动，每年的爱眼日会有近视防控的主题讲座，我们前段时间就开展了一个嘉年华活动，由深圳市眼科医院的专家来学校出诊，学生参加。平时每学期还会至少请专家进校园开展两次讲座，科普爱眼护眼知识和家长都会参加。同时我们也会注意教室的采光、课桌椅高度，根据疾控制定的系列标准，定期请第三方检测，今年我们的一整套灯光系统就已经全部更换了。我们也购买了一些坐姿矫正器、握笔器、写字板等，规范学生们的读写姿势。"（访谈记录：深圳市某学校校医 W，20230328）

"我们学校对双减政策（的执行）是有要求的，任课老师严控课后作业量。我们的社团活动开展得也比较多，缓解学生课后的作业压力。校领导每天都会巡查，如果看到不良用眼习惯会及时进行提醒。"（访谈记录：深圳某学校校医 L，20230328）

"学校给我们很多活动的机会，让我们走出教室放松眼睛。比如我们有很多社团活动,我参加了乐高社团。还有两节课间操,一节是眼保健操,一节是爱眼体操。户外活动早上有早操,下午有阳光体育,还有周一、周二、周四的体育课。平时课间我们会在3楼旁边的星空顶那里玩。老师也会提醒我们坐姿要端正'用眼40分钟,就不要再埋头苦干了,可以出去放松、活动一下'。"(访谈记录:深圳市某学校小学五年级学生T,20230328)

"我们班级的座位是按照身高顺序排,这样每个同学都能看清黑板。座位也会定时调换,我们是每两周调换一次,向左移一排,再向前移一排"(访谈记录:深圳市某学校小学二年级学生D,20230328)

"学校会注意我们完成作业的时间,一般周一到周五我在学校就可以完成,周末最多50分钟就能完成,我觉得这也有利于眼睛的保护"(访谈记录:深圳市某学校小学五年级学生T,20230328)

"平时学校会开展很多宣传活动。上周是讲座,请了专门的医生专家,讲座结束还可以提问,大家也都提到了关于飞秒激光、OK镜之类的问题。还有嘉年华,它也是关于近视的游戏,在有趣味的同时又让同学们把眼睛保护这个方面重视起来。"(访谈记录:深圳市某学校七年级学生Z,20230328)

未来,深圳市将基于试点学校的成功做法,进一步健全工作规范,加强示范引领,推进典型经验。

(八)加强宣传教育,提升防控意识

提升儿童青少年爱眼护眼意识对近视防控工作意义重大,正如深圳市儿童青少年近视防控项目工作人员所言:

"干预这方面我们现在是以提高公众和学生家长的意识为主,因为我们发现意识非常重要,一些家长没有近视防控意识,没有认识到这个重要性的话,后续的治疗和干预不会有太大作用。"(访谈记录:深圳市儿童青少年近视防控项目工作人员M,20230329)

深圳市儿童青少年近视防控中心在学校、家庭和社区开展眼健康宣传教育活动,主要包括儿童青少年预防近视主题宣传启动仪式和主题宣传活动、成立儿童青少年近视防控讲师团、每年定期入校开展护眼知识科普讲座,覆盖范围达到100～200所学校。深圳市疾病预防控制中心联合深圳市眼科医院、深圳市妇幼保健院及《红树林》杂志社联合举办"爱护眼睛健康成长"深圳市儿童青少年预防近视主题作品征集活动,以绘画的形式

加深儿童青少年的护眼意识，还有各类预防近视的阳光活动竞赛。此外，还制作爱眼护眼相关宣传片，投放至各大广播站、地铁和公交。如今，深圳公众近视防控意识已逐步形成，学生家长、老师积极了解近视防控知识，学生逐步养成良好的用眼习惯。

"学校经常开展近视宣传活动，我和孩子都会积极参加，上周健康周的直播我特地看了，讲得很好，清晰明了，孩子也能听得明白，还有一些互动环节，对孩子和家长的教育意义非常大。"（访谈记录：深圳市某学校学生家长 L，20230328）

四、小结

深圳市近视防控项目自开展以来，逐步建立了完善的儿童青少年眼健康服务体系，定期开展儿童青少年近视筛查，因地制宜开展近视综合干预和屈光不正的诊断和矫治，促进儿童青少年养成良好用眼习惯，有效提升了儿童青少年眼健康水平，改善了近视患者的生活质量，减轻了与近视相关的个人和公共经济负担，促进了社会生产力的发展，具有深远的经济和社会影响。

第八章

深圳市儿童青少年近视防控政策建议

深圳市儿童青少年近视防控项目自开展以来，定期开展儿童青少年近视筛查，因地制宜开展近视综合干预，提升儿童青少年眼健康水平的同时，也存在着部门协同机制不够完善、视力矫正市场亟需规范、近视防控体系有待加强、近视防控意识有待提升等问题，对此，本章旨在因地制宜、精准施策，针对深圳市儿童青少年近视防控项目实际开展中存在的问题提出可行的建议。

一、存在不足

（一）部门联动机制需进一步完善

当前，深圳市政府主导、部门协同、专家指导、学校教育、家庭关注的近视综合防控体系需要进一步加强，在部门职责执行和工作衔接上存在一定的难度，联防联控机制有待深入优化，医教协同、家校协同机制尚未完全形成。深圳市儿童青少年近视防控项目主要由卫生健康部门和教育部门牵头实施，多部门协作共同贯彻落实（教体艺〔2018〕3号）和《市卫生健康委市教育局关于印发深圳市儿童青少年近视防控实施方案的通知》（深卫健公卫〔2019〕39号）等文件的相关要求，在实施过程中，相关主体职责要求需要进一步强化。

"近视防控的主要'战场'是学校和家庭，最重要的部分就在学校里，儿童青少年的主要活动范围是学校，学校能够引导家庭和学生重视这件事情。我们医疗机构主要是进行技术指导、专业咨询，协助学校开展健康宣教、筛查等，后续的科学诊疗也是我们提供。学校的灯光改造、课桌椅的调整采购，还有一些户外活动、体育课安排、课业减负，这些都很重要，

很多内容都要由一些部门牵头主导。（访谈记录：深圳市儿童青少年近视防控项目人员 Z，20230329）

"近视防控的重点在学校，所以近视防控其实是防大于控，我觉得下一步在学校落实干预措施应该重视起来。"（访谈记录：深圳市某眼专科医院医生 C，20230330）

（二）医保未覆盖全部医疗干预项目

部分发达国家（英国、法国等）已将视觉健康纳入公共卫生服务或初级保健基本内容，视力矫正纳入医保报销，配镜等费用都可从国家医疗保障中得到一定的补贴，但我国医保项目不包括配镜。

（三）视光矫正市场整治有待加强

目前市面上存在打着"近视治疗"旗号的商家，市场上存在以次充好、以假乱真、质次价高、质量不符合视光学要求的劣质镜。眼镜从业人员技术能力参差不齐。验光配镜属于医学行为，需要眼科专业知识支撑，然而眼镜行业具有正规学历和技术职称的专业工程师、配镜师和验光师较少，现有从业人员缺乏专业技术能力培训。配镜市场亟待规范。

"现在眼镜店的技术资质参差不齐，部分眼镜店没有开展医学验光。"（访谈记录：深圳市儿童青少年近视防控项目人员 L，20230329）

（四）专业技术力量较为短缺

随着儿童青少年近视患病率的不断上升，深圳市专业的眼视光人才队伍亟需补充壮大。在访谈过程中，眼科医院医生 C 提到在深圳市儿童青少年近视筛查和诊疗过程中专业人才缺乏的问题："每到周六周日，眼科医院近视就诊区域人满为患，当前医疗机构眼视光方面的医生需求较大，尤其是对光学、物理学、眼科学都非常精通的医生比较缺乏。所以首先要培训医生，并不是所有眼科医生都能从事近视诊疗。"（访谈记录：深圳市某眼专科医院医生 C，20230330）

（五）近视防控意识有待提升

学校和家庭是学生近视防控的主战场，《综合防控儿童青少年近视实施方案》提出了近视防控阶段性目标。儿童青少年近视率逐年增长，许多家长甚至学校未引起足够重视。家长对近视可防、不可治愈存在认知误区，对孩子接受近视干预和矫正的积极性较低,在日常生活中对孩子的用眼环境和行为的关注度不够。

"我记得我们小时候课间都是去操场玩的,但是现在因为教室在四、五楼,只有10分钟的课间时间,好像孩子都不去操场去玩,我觉得这是个问题,在教室里和楼道里毕竟没有去操场那么开阔。"(访谈记录:深圳市某学校学生家长 L,20230328)

(六)筛查数据缺乏有效整合

在访谈过程中,项目管理人员和眼科医生均提到近视筛查数据管理的问题。尽管儿童青少年近视筛查数据较为完整,但复查数据缺失较多,初筛和复查档案缺乏有效整合。

"我们的档案分两部分,第一部分是筛查档案,第二部分是复查档案、筛查档案是没有问题的。入校筛查时,老师会提前把每个学生的身份的二维码打印出来,筛查时用手机扫描,数据就实时上传了。扫描深圳市近视防控中心小程序后第一个界面就是筛查结果,后续进入二级菜单,可以看到复查结果。但是复查结果目前只靠部分联盟医院上传,所以建立复诊档案还需要进一步完善。"(访谈记录:深圳市中小学生近视防控项目工作人员 M,20230329)

(七)重筛轻治现象突出

近视发生发展不可逆,早发现、早治疗、早干预,才能延缓近视进展。近视筛查结果异常不代表近视,近视确诊需经医疗机构复诊。据不完全统计,深圳初筛异常学生仅有20%人群去专业医疗机构复诊。

"入校筛查不是金标准,里面有部分假性近视,要判断是不是真性近视,必须到医院,散瞳之后检测屈光度,散瞳可以把假性近视这部分去掉。"(访谈记录:深圳市中小学生近视防控项目人员 L,20230329)

"重筛查,轻复查"将严重影响近视学生后续治疗和预防干预。

"后期的复查没有受到重视,到医院复查的孩子比例较低。专业的医疗机构采用的是医学验光,会对学生眼球各生物学参数进行测量,综合评估学生的屈光状态。"(访谈记录:深圳市某眼专科医院医生 C,20230330)

(八)行为干预是近视防控难点

2020年,受新型冠状病毒感染疫情影响,深圳市中小学校在春季开展了大规模线上教学，对学生眼健康相关行为的调查发现，疫情期间学生普遍存在白天户外活动时间不足、读写姿势不正确、电子产品使用不当、居家用眼环境欠佳等现象，这些不健康的用眼习惯及行为可能影响中小学生近视的发生。因此，关于用眼相关行为知识的适时宣教迫在眉睫，进一步引导学生们的用眼行为。

二、政策建议

（一）加强政府统筹，落实部门责任

建议建立教育、卫生、体育、财政、人社、文化、广电、市场监管、绩效考核等部门联席会议制度，统筹协调政府、中小学校、医疗卫生机构、家庭、学生分工协作，从加强教育、改善环境、跟踪监测、优化服务等方面，构建近视联防联控机制，共同推进近视防控工作。

（二）完善考核机制，强化绩效评估

建议严格贯彻落实相关政策文件，绩效考核应体现儿童青少年近视防控工作、双减工作和总体近视率的相关指标，促进视力健康知识进课堂，对于连续三年出现总体近视率上升情况的市属政府部门和防控工作落实不到位的学校，要按照相关规定进行问责。

（三）加强市场监督，规范行业行为

需要更加严格监管眼视光产品市场和验光配镜行业，强化产品质量监管。市场监管部门持续加强对眼镜及眼镜片的生产、流通和销售环节的执法检查，重点对眼镜及眼镜片生产企业、经营单位开展监督检查，严厉打击无证无照生产加工和经营行为，督促指导眼镜及眼镜片经营者严格执行进货查验制度，从源头上确保产品质量。规范眼视光行业广告发布行为，严厉打击发布虚假违法近视防控产品广告的行为。

（四）强化学科建设，培养人才队伍

大力支持眼视光学科建设和人才培养，发挥深圳市眼科医院资源优势，与一流高校合作共建眼视光学院，凝聚眼视光学难题，整合眼视光学资源，把学院建设成为眼视光学研究基地、眼视光学重大疾病临床研究基地、国际眼视光学教育和人才培养基地，开展近视相关基础科学研究、临床研究

和流行病学研究。为了缓解近视筛查人才队伍短缺的问题，还可以将学校校医纳入人才队伍的培养中，将筛查的重心逐步放到学校中，为儿童青少年近视防控提供智力支持和人力保障。

（五）加强联防联控，规范用眼行为

1. 充分发挥学校近视防控主阵地优势

学生的主要学习生活场所在学校，因此，应加强学校近视防控。一是把近视防控作为学校教育的重要目标，着力形成有利于青少年健康成长的长效机制。完善教育质量评价制度，加强考试管理，切实减轻中小学生课业负担。二是继续加大对校外培训机构的整治力度，切实解决学生课余负担过重的问题。三是深化体育课程改革，活跃校园体育文化氛围，强化户外体育锻炼，吸引更多学生走向户外开展体育运动。四是加强学校卫生与健康管理，坚持眼保健操等护眼措施，配合医疗机构定期开展儿童青少年视力筛查、眼科健康体检等，加强儿童青少年视力健康管理。五是改善学校视觉环境，给学生创造一个健康用眼的学习环境，教室采光和照明严格执行国家标准，使用利于视力健康的照明设备。

"学校老师要教育孩子正确的拿笔姿势，让孩子多进行户外运动等。而医疗机构提供专业指导建议，在近视防控效果方面我认为是防大于控的。"（访谈记录：深圳市某眼专科医院医生 C，20230330）

"我觉得项目从流程上讲，下一步的发展趋势应该是把筛查设备放到学校里面去。因为现在国家教育部要求我们一年做两次（筛查），实际上我们现在一年做一次是可以的，做两次难度挺大的。交给学校去做的话，只需要在这之前对老师进行辅导，他们就能上手开展近视智能筛查。"（访谈记录：深圳市儿童青少年近视防控项目工作人员 M，20230329）

2. 提升家庭近视防控意识

父母应该对儿童的视觉发展有一个基本的认识，知道怎样科学用眼、保护眼睛，给孩子做榜样，引导他们形成良好的用眼习惯，尽量为孩子提供好的视觉环境，并定期到正规医院做就诊检查。与学校合作，真正减轻学生的课余学业负担。关注用眼习惯，及时对不当的阅读和书写姿势进行纠正。多做户外运动，少用电子产品，保障睡眠和营养。强化家-校-卫合作，共同建立近视综合防控工作机制。

（六）坚持应筛尽筛，防控节点前移

目前，我国对儿童青少年近视的防控重点对象为中小学学生，而对婴幼儿近视的关注相对不足。近视是一种不可逆疾病，要想进一步降低近视发生率，必须将近视的防控节点前移。0～6岁是近视防控的最佳时间点，在婴儿出生的时候就要做好新生儿的眼保健和视力检查，从幼儿园开始就要定期进行视力检查。

"现在孩子的近视趋于低龄化，小学生近视率已经达到40%多了，我们应该把近视防控的节点前移，更早地发现它，特别是父母亲有高度近视的。早控制，早干预，发展到高度近视的机会就会减少很多。"（访谈记录：深圳市某眼专科医院医生Z，20230327）

（七）瞄准防控难点，加强行为干预

近视是一种不可逆疾病，会随着年龄的增加而逐渐加深，因此从源头上控制近视的发生和进展尤为重要。

"我们的眼球正式发育完成是在12岁，12、13岁的孩子近视之后，很少有发展成高度近视的。但6～8岁的孩子一旦近视，更容易发展成高度近视。所以我们要做的就是从源头上解决问题，采取防控措施干预，等到真的近视了，再用各种仪器设备，无论是OK镜还是其他手段，对控制近视发展的作用都有限，而且也是一笔很大的经济负担。"（访谈记录：深圳市某眼专科医院医生C，20230330）

为加强新时代中小学生近视防控工作，2019年5月，深圳市卫生健康委和市教育局联合印发了《关于实施健康校园行动计划的通知》（深卫健发〔2019〕44号），制定了《深圳市中小学近视防控措施》，努力实现学生近视率每年降低一个百分点以上。措施中明确规定了减少作业时间、增加户外活动时间、控制电子产品使用及改善视觉环境等要求。

从2018—2020年的调查结果看，部分行为有所改善，但疫情期间学生普遍存在白天户外活动时间不足、读写姿势不正确、过度使用电子产品，居家用眼环境欠佳等问题，这些不健康的用眼习惯及行为可能影响中小学生近视的发生，近视防控的各项措施具体落实情况仍有待进一步加强。根据现阶段深圳市中小学生眼健康相关行为调查分析结果，主要提出以下建议：

1.继续鼓励学生课间走出教室，保证每天半小时的大课间活动，确保每天 2 小时以上户外活动。

2. 进一步改善教学生活环境，按时调整学生座位及课桌椅高度，实现每个月的学生座椅调节，每学期学生桌椅个性化调整。

3. 学校合理布置书面家庭作业，家长与学校合作，为学生减负。

4. 加强正确读写姿势宣教工作，教会学生"一尺、一拳、一寸"坐姿，教师及家长对学生读写姿势进行监督并及时改正。

5. 改善用眼习惯，科学合理使用电子产品，注意使用时间，使用电子产品学习 30 ～ 40 分钟后，应选择室外休息远眺放松 10 分钟。

6. 加强家–校–卫沟通，提高家长近视防控意识，积极向家长普及近视防控知识。

（八）规范科学诊疗，提升服务能力

1. 强化定期复诊

了解近视高危人群视力状况，尽早发现是否存在屈光迅速发展的可能性，及时采取纠正、治疗或干预等防控措施。学校、家长和医疗机构应联合采取相关措施对近视高危人群进行复诊。建议学校参考幼儿园相关措施，要求家长督促高危学生到医疗机构复诊，医疗机构提供技术服务，开通近视复诊绿色通道，为近视高危学生提供优先便捷的诊疗服务。学校将近视高危人群近视复查作为开学入校必要条件。

2. 公立医疗机构配镜准入

配戴框架眼镜或角膜塑形镜是目前控制和延缓近视发展的安全方法之一，为保证医疗安全，维护近视患者权益，建议按照《卫生部关于加强医疗机构验配角膜塑形镜管理的通知》（卫医发〔2001〕258 号）等要求，允许公立医疗机构开展配镜业务（含角膜塑形镜），同时建议医保部门、物价管理部门将框架眼镜、角膜塑形镜按医疗耗材定价，纳入医疗耗材管理。

"深圳市公立医疗机构目前是以第三方合作的形式提供配镜，但我认为理论上公立医院应该提供眼镜验配业务。"（访谈记录：深圳市某眼专科医院医生 C，20230330）

3. 配镜费用纳入医保范畴

对于患有近视的儿童青少年来说，戴眼镜是他们目前的首要选择。这也意味着，想要配一副眼镜，必须要先去医院进行医学验光。目前，在深

圳市医保范围内的医疗机构发生的验光配镜费用不属于医保报销范畴，而属于美容整形范畴。实际上验光配镜是通过医学仪器、设备来进行视力矫正，从而使眼睛处于"看清"的状态。从医学角度来讲，这是一种治疗行为，而不是美容。验光和配镜这两个环节非常重要，只有在进行医学验光后再配戴合适度数的眼镜才能有助于矫正近视。国外部分国家将这一项目纳入了医保，深圳可以先行先试将配镜费用纳入医保范畴。

（九）加大监测力度，创建友好环境

1. 加强监测，督促整改

提高学校领导、校医及老师对近视防控的重视程度。定期在中小学校开展教学与生活环境监测，将监测结果及相关指标及时反馈给学校，筛查后及时出具调查结果及指导意见，针对学校教学与生活环境监测未达标项，指导学校落实整改措施。对不及时整改的学校，加大卫生监督执法力度。

2. 课桌椅整改建议

学校严格按照《学校课桌椅功能尺寸及技术要求》（GB/T3976-2014）和《课桌椅》（QB/T4071-2010）要求招标采购课桌椅。学校根据《学校课桌椅功能尺寸及技术要求》（GB/T3976-2014）和《市卫生人口计生委市教育局关于印发〈深圳市学校及托幼机构饮用水卫生管理工作指导意见〉以及〈深圳市学校课桌椅卫生管理工作指导意见〉的通知》（深卫人卫管〔2013〕43号），给不同身高的学生科学配置不同型号的课桌椅。

3. 教室照明整改建议

启动教室照明改造提升工程。学校严格按照《中小学校教室采光和照明卫生标准》（GB7793-2010）、《中小学校普通教室照明设计安装卫生要求》（GB/T36876-2018）及市卫生健康委市教育局关于实施健康校园行动计划的通知（深卫健发〔2019〕44号）要求，采购符合国家标准的照明产品，以确保教室照明100%达标。

（十）坚持科技创新，增强防控效能

深圳市儿童青少年近视防控每年需要开展1～2次的全市全覆盖的近视筛查，然而，人手短缺、设备不足和效率低的问题制约着大范围筛查工作的开展，对此，需要推动相关智能设备研发，应用数字化技术提高筛查效率，增加全市近视筛查的频次，增强对儿童青少年近视进展的追踪，完善筛查工作。正如项目管理人员所言："目前我们应用的是半自动筛查设备，整体效率低了一些，未来应该研发应用人工智能，用智能化设备进行筛查可能效果会更好，并且能达到国家的监测要求。近视筛查一年做一次其实看不出什么问题，需要多次筛查，监测屈光的变化程度，对近视的干预和指导治疗都有好处。"（访谈记录：深圳市儿童青少年近视防控项目人员 L，20230329）

（十一）加大科普宣教，提升防控意识

通过网络、自媒体、电视、报纸等多种宣传形式和载体，引导公众正确认识近视防控相关知识。进一步加强家校卫联动，通过宣传栏、家长会讲座、微课堂等形式指导家长和老师开展近视防控工作。落实《中小学健康教育指导纲要》，培训科学用眼、预防近视相关知识和技能，引导学生养成用眼卫生的好习惯。加强科普教育宣讲。结合每年的"爱眼日"宣传活动，组织医务人员深入托幼机构、中小学和社区开展近视防控宣传教育。

三、小结

综上所述，我国儿童青少年近视率居高不下、不断攀升，特别是近年来呈现近视低龄化、重度化的特点，近视已成为影响儿童健康成长、社会经济发展的重大公共卫生问题，基于深圳市儿童青少年近视现状，应从政府-家庭-社会多方面加大儿童青少年近视综合防控力度，增强儿童青少年近视防控能力，提升儿童青少年眼健康水平。

参考文献

［1］JUNGHANS B，KIELY P M，CREWTHER D P，et al. Referral rates for a functional vision screening among a large cosmopolitan sample of Australian children［J］. Ophthalmic Physiol Opt，2002，22（1）：10-25.

［2］CONGDON N G，FRIEDMAN D S，LIETMAN T. Important causes of visual impairment in the world today［J］. JAMA，2003，290（15）：2057-2060.

［3］MORGAN I G，OHNO-MATSUI K，SAW S-M. Myopia［J］. Lancet，2012，379（9827）：1739-1748.

［4］SAW S M. A synopsis of the prevalence rates and environmental risk factors for myopia［J］. Clin Exp Optom，2003，86（5）：289-94.

［5］RUDNICKA A R，OWEN C G，RICHARDS M，et al. Effect of breastfeeding and sociodemographic factors on visual outcome in childhood and adolescence［J］. Am J Clin Nutr，2008，87（5）：1392-9.

［6］O'DONOGHUE L，MCCLELLAND J F，LOGAN N S，et al. Refractive error and visual impairment in school children in Northern Ireland［J］. Br J Ophthalmol，2010，94（9）：1155-9.

［7］HOLDEN B A，FRICKE T R，WILSON D A，et al. Global Prevalence of Myopia and High Myopia and Temporal Trends from 2000 through 2050［J］. Ophthalmology，2016，123（5）：1036-42.

［8］赵堪兴. 眼科学［M］. 北京：人民卫生出版社，2013.

［9］PASCOLINI D，MARIOTTI S P. Global estimates of visual impairment：2010［J］. Br J Ophthalmol，2012，96（5）：614-8.

［10］SAW S M，KATZ J，SCHEIN O D，et al. Epidemiology of myopia［J］. Epidemiol Rev，1996，18（2）：175-87.

［11］SMITH T S，FRICK K D，HOLDEN B A，et al. Potential lost productivity resulting from the global burden of uncorrected refractive error［J］. Bull World Health Organ，2009，87（6）：431-7.

［12］JEGANATHAN V，SAW S M，WONG T Y. Myopia：Animal Models to Clinical Trials// Ocular morbidity of pathological myopia［M］. Singapore：World Scientific. 2011.

［13］PAN C W，RAMAMURTHY D，SAW S M. Worldwide prevalence and risk factors for myopia［J］. Ophthalmic Physiol Opt，2012，32（1）：3-16.

［14］教育部等. 综合防控儿童青少年近视实施方案［J］. 中国学校卫生，2018，39（9）：1279-80.

［15］HO C L，WU W F，LIOU Y M. Dose-Response Relationship of Outdoor Exposure and

Myopia Indicators: A Systematic Review and Meta-Analysis of Various Research Methods [J]. Int J Environ Res Public Health, 2019, 16（14）: 2595.

[16] LIN L L K, SHIH Y F, HSIAO C K, et al. Prevalence of myopia in Taiwanese schoolchildren: 1983 to 2000 [J]. Ann Acad Med Singap, 2004, 33（1）: 27-33.

[17] WANG L, DU M, YI H, et al. Prevalence of and Factors Associated with Myopia in Inner Mongolia Medical Students in China, a cross-sectional study [J]. BMC Ophthalmol, 2017, 17（1）: 52.

[18] WU L J, YOU Q S, DUAN J L, et al. Prevalence and associated factors of myopia in high-school students in Beijing [J]. PLoS One, 2015, 10（3）: e0120764.

[19] FRENCH A N, MORGAN I G, BURLUTSKY G, et al. Prevalence and 5- to 6-year incidence and progression of myopia and hyperopia in Australian schoolchildren [J]. Ophthalmology, 2013, 120（7）: 1482-91.

[20] LIM H T, YOON J S, HWANG S S, et al. Prevalence and associated sociodemographic factors of myopia in Korean children: the 2005 third Korea National Health and Nutrition Examination Survey（KNHANES III）[J]. Jpn J Ophthalmol, 2012, 56（1）: 76-81.

[21] DONG L, KANG Y K, LI Y, et al. Prevalence and time trends of myopia in children and adolescents in China: a systemic review and meta-analysis [J]. Retina, 2020, 40（3）: 399-411.

[22] WEN G, TARCZY-HORNOCH K, MCKEAN-COWDIN R, et al. Prevalence of myopia, hyperopia, and astigmatism in non-Hispanic white and Asian children: multi-ethnic pediatric eye disease study [J]. Ophthalmology, 2013, 120（10）: 2109-16.

[23] RUDNICKA A R, KAPETANAKIS V V, WATHERN A K, et al. Global variations and time trends in the prevalence of childhood myopia, a systematic review and quantitative meta-analysis: implications for aetiology and early prevention [J]. Br J Ophthalmol, 2016, 100（7）: 882-90.

[24] SAW S M, ZHANG M Z, HONG R Z, et al. Near-work activity, night-lights, and myopia in the Singapore-China study [J]. Arch Ophthalmol, 2002, 120（5）: 620-7.

[25] LOGAN N S, SHAH P, RUDNICKA A R, et al. Childhood ethnic differences in ametropia and ocular biometry: the Aston Eye Study [J]. Ophthalmic Physiol Opt, 2011, 31（5）: 550-8.

[26] LOW W, DIRANI M, GAZZARD G, et al. Family history, near work, outdoor activity, and myopia in Singapore Chinese preschool children [J]. Br J Ophthalmol, 2010, 94（8）: 1012-6.

[27] SAW S M, TONG L, CHUA W H, et al. Incidence and progression of myopia in Singaporean school children [J]. Invest Ophthalmol Vis Sci, 2005, 46（1）: 51-7.

[28] GWIAZDA J, HYMAN L, DONG L M, et al. Factors associated with high myopia after 7 years of follow-up in the Correction of Myopia Evaluation Trial（COMET）Cohort [J]. Ophthalmic Epidemiol, 2007, 14（4）: 230-7.

[29] GOLDSCHMIDT E, JACOBSEN N. Genetic and environmental effects on myopia development and progression [J]. Eye（Lond）, 2014, 28（2）: 126-33.

[30] MCCULLOUGH S J, O'DONOGHUE L, SAUNDERS K J. Six Year Refractive Change among White Children and Young Adults: Evidence for Significant Increase in Myopia among White UK Children [J]. PLoS One, 2016, 11（1）: e0146332.

［31］SORSBY A, BENJAMIN B, SHERIDAN M, et al. Refraction and its components during the growth of the eye from the age of three［J］. Memo Med Res Counc, 1961, 301（Special）: 1-67.

［32］PäRSSINEN O, LYYRA A L. Myopia and myopic progression among schoolchildren: a three-year follow-up study［J］. Invest Ophthalmol Vis Sci, 1993, 34（9）: 2794-802.

［33］HE M, XU J, YIN Q, et al. Need and challenges of refractive correction in urban Chinese school children［J］. Optom Vis Sci, 2005, 82（4）: 229-34.

［34］MURTHY G V, GUPTA S K, ELLWEIN L B, et al. Refractive error in children in an urban population in New Delhi［J］. Invest Ophthalmol Vis Sci, 2002, 43（3）: 623-31.

［35］GOH P P, ABQARIYAH Y, POKHAREL G P, et al. Refractive error and visual impairment in school-age children in Gombak District, Malaysia［J］. Ophthalmology, 2005, 112（4）: 678-85.

［36］NAIDOO K S, RAGHUNANDAN A, MASHIGE K P, et al. Refractive error and visual impairment in African children in South Africa［J］. Invest Ophthalmol Vis Sci, 2003, 44（9）: 3764-70.

［37］MAUL E, BARROSO S, MUNOZ S R, et al. Refractive Error Study in Children: results from La Florida, Chile［J］. Am J Ophthalmol, 2000, 129（4）: 445-54.

［38］YE Z, LUO H, GONG B, et al. Evaluation of four genetic variants in han chinese subjects with high myopia［J］. J Ophthalmol, 2015, 2015: 729463.

［39］谢红莉, 毛欣杰, 杨海虹, 等. 青少年近视与血清性激素关系分析［J］. 中华医学杂志, 2014, 94（17）: 1294-7.

［40］FAN D S, LAM D S, LAM R F, et al. Prevalence, incidence, and progression of myopia of school children in Hong Kong［J］. Invest Ophthalmol Vis Sci, 2004, 45（4）: 1071-5.

［41］MORGAN I, ROSE K. How genetic is school myopia？［J］. Prog Retin Eye Res, 2005, 24（1）: 1-38.

［42］DING B Y, SHIH Y F, LIN L L K, et al. Myopia among schoolchildren in East Asia and Singapore［J］. Surv Ophthalmol, 2017, 62（5）: 677-97.

［43］DOLGIN E. The myopia boom［J］. Nature, 2015, 519（7543）: 276-8.

［44］HE M, ZENG J, LIU Y, et al. Refractive error and visual impairment in urban children in southern china［J］. Invest Ophthalmol Vis Sci, 2004, 45（3）: 793-9.

［45］SAW S M, CARKEET A, CHIA K-S, et al. Component dependent risk factors for ocular parameters in Singapore Chinese children［J］. Ophthalmology, 2002, 109（11）: 2065-71.

［46］WU H M, SEET B, YAP E P, et al. Does education explain ethnic differences in myopia prevalence？ A population-based study of young adult males in Singapore［J］. Optom Vis Sci, 2001, 78（4）: 234-9.

［47］GWIAZDA J, HYMAN L, HUSSEIN M, et al. A randomized clinical trial of progressive addition lenses versus single vision lenses on the progression of myopia in children［J］. Invest Ophthalmol Vis Sci, 2003, 44（4）: 1492-500.

［48］BRESLIN K M, O' DONOGHUE L, SAUNDERS K J. A prospective study of spherical refractive error and ocular components among Northern Irish schoolchildren（the NICER study）［J］. Invest Ophthalmol Vis Sci, 2013, 54（7）: 4843-50.

［49］ROSE K A, MORGAN I G, SMITH W, et al. Myopia, lifestyle, and schooling in students of Chinese ethnicity in Singapore and Sydney [J]. Arch Ophthalmol, 2008, 126 (4): 527-30.

[50] FRENCH A N, O'DONOGHUE L, MORGAN I G, et al. Comparison of refraction and ocular biometry in European Caucasian children living in Northern Ireland and Sydney, Australia [J]. Invest Ophthalmol Vis Sci, 2012, 53 (7): 4021-31.

[51] IP J M, ROSE K A, MORGAN I G, et al. Myopia and the urban environment: findings in a sample of 12-year-old Australian school children [J]. Invest Ophthalmol Vis Sci, 2008, 49 (9): 3858-63.

[52] DIRANI M, CHAN Y H, GAZZARD G, et al. Prevalence of Refractive Error in Singaporean Chinese Children: The Strabismus, Amblyopia, and Refractive Error in Young Singaporean Children (STARS) Study [J]. Invest Ophthalmol Vis Sci, 2010, 51 (3).

[53] JIMENEZ R, SOLER M, ANERA R G, et al. Ametropias in school-age children in Fada N'Gourma (Burkina Faso, Africa)[J]. Optom Vis Sci, 2012, 89 (1): 33-7.

[54] ANERA R G, JIMENEZ J R, SOLER M, et al. Prevalence of refractive errors in school-age children in Burkina Faso [J]. Jpn J Ophthalmol, 2006, 50 (5): 483-4.

[55] O'DONOGHUE L, RUDNICKA A R, MCCLELLAND J F, et al. Refractive and corneal astigmatism in white school children in northern ireland [J]. Invest Ophthalmol Vis Sci, 2011, 52 (7): 4048-53.

[56] WANG Y, XU L, JONAS J B. Prevalence and causes of visual field loss as determined by frequency doubling perimetry in urban and rural adult Chinese [J]. Am J Ophthalmol, 2006, 141 (6): 1078-86.

[57] PI L H, CHEN L, LIU Q, et al. Refractive status and prevalence of refractive errors in suburban school-age children [J]. Int J Med Sci, 2010, 7 (6): 342-53.

[58] YOU Q S, WU L J, DUAN J L, et al. Prevalence of myopia in school children in greater Beijing: the Beijing Childhood Eye Study [J]. Acta Ophthalmol, 2014, 92 (5): e398-406.

[59] 亢泽峰, 陶方方, 景军, 等. 中国青少年近视患病率的 Meta 分析 [J]. 临床眼科杂志, 2016, 24 (05): 395-9.

[60] YU S, DIAO H, ZENG J. Analysis of the Prevalence and Situation of Myopia in Adolescents from South China [J]. Eye Sci, 2015, 30 (2): 53-5, 74.

[61] GUO L, YANG J, MAI J, et al. Prevalence and associated factors of myopia among primary and middle school-aged students: a school-based study in Guangzhou [J]. Eye (Lond), 2016, 30 (6): 796-804.

[62] LI L, ZHONG H, LI J, et al. Incidence of myopia and biometric characteristics of premyopic eyes among Chinese children and adolescents [J]. BMC Ophthalmol, 2018, 18 (1): 178.

[63] MORGAN A, YOUNG R, NARANKHAND B, et al. Prevalence rate of myopia in schoolchildren in rural Mongolia [J]. Optom Vis Sci, 2006, 83 (1): 53-6.

[64] ZHAO J, PAN X, SUI R, et al. Refractive Error Study in Children: results from Shunyi District, China [J]. Am J Ophthalmol, 2000, 129 (4): 427-35.

[65] YANG R J, SHEU J J, CHEN H S, et al. Morbidity at elementary school entry differs by sex and level of residence urbanization: a comparative cross-sectional study [J]. BMC Public Health, 2007, 7: 358.

［66］ZHOU W J, ZHANG Y Y, LI H, et al. Five-Year Progression of Refractive Errors and Incidence of Myopia in School-Aged Children in Western China［J］. J Epidemiol, 2016, 26（7）: 386-95.

［67］YOU X, WANG L, TAN H, et al. Near Work Related Behaviors Associated with Myopic Shifts among Primary School Students in the Jiading District of Shanghai: A School-Based One-Year Cohort Study［J］. PLoS One, 2016, 11（5）: e0154671.

［68］ZONG Z, WANG R, ZHANG Y, et al. Association Between Sleep Status and Myopia in Children and Adolescents: A Cross-sectional Study in Shenzhen［J］. 2021.

［69］WANG R J, ZHANG Q, WU X Y, et al. The relationship between migration time and the prevalence of myopia of children and adolescents aged 6-18 years old in Shenzhen［J］. Zhonghua Yu Fang Yi Xue Za Zhi, 2021, 55（4）: 460-4.

［70］GUO X, FU M, DING X, et al. Significant Axial Elongation with Minimal Change in Refraction in 3- to 6-Year-Old Chinese Preschoolers: The Shenzhen Kindergarten Eye Study［J］. Ophthalmology, 2017, 124（12）: 1826-38.

［71］胥芹, 王晶晶, 段佳丽, 等. 延长户外活动时间对小学生近视预防效果评价［J］. 中国学校卫生, 2015, 36（03）: 363-5.

［72］WHO. A conceptual framework for action on the social determinants of health. 2010.

［73］ZADNIK K. The Effect of Parental History of Myopia on Children's Eye Size［J］. JAMA, 1994, 271（17）.

［74］MUTTI D O, MITCHELL G L, MOESCHBERGER M L, et al. Parental myopia, near work, school achievement, and children's refractive error［J］. Invest Ophthalmol Vis Sci, 2002, 43（12）: 3633-40.

［75］LIM L T, GONG Y, AH KEE E Y, et al. Impact of parental history of myopia on the development of myopia in mainland china school-aged children［J］. Ophthalmol Eye Dis, 2014, 6: 31-5.

［76］IP J M, HUYNH S C, ROBAEI D, et al. Ethnic differences in the impact of parental myopia: findings from a population-based study of 12-year-old Australian children［J］. Invest Ophthalmol Vis Sci, 2007, 48（6）: 2520-8.

［77］XIANG F, HE M, MORGAN I G. The impact of parental myopia on myopia in Chinese children: population-based evidence［J］. Optom Vis Sci, 2012, 89（10）: 1487-96.

［78］GUGGENHEIM J A, MCMAHON G, KEMP J P, et al. A genome-wide association study for corneal curvature identifies the platelet-derived growth factor receptor alpha gene as a quantitative trait locus for eye size in white Europeans［J］. Mol Vis, 2013, 19: 243-53.

［79］VERHOEVEN V J, HYSI P G, WOJCIECHOWSKI R, et al. Genome-wide meta-analyses of multiancestry cohorts identify multiple new susceptibility loci for refractive error and myopia［J］. Nat Genet, 2013, 45（3）: 314-8.

［80］GUGGENHEIM J A, ZHOU X, EVANS D M, et al. Coordinated genetic scaling of the human eye: shared determination of axial eye length and corneal curvature［J］. Invest Ophthalmol Vis Sci, 2013, 54（3）: 1715-21.

［81］HEPEI L, MINGKUN X, LI W, et al. Assessment of BicC family RNA binding protein 1 and Ras protein specific guanine nucleotide releasing factor 1 as candidate genes for high myopia: A case-control study［J］. Indian J Ophthalmol, 2017, 65（10）: 926-30.

［82］FAN Q, WOJCIECHOWSKI R, KAMRAN IKRAM M, et al. Education influences the association between genetic variants and refractive error: a meta-analysis of five Singapore studies [J]. Hum Mol Genet, 2014, 23 (2): 546-54.

[83] JONES L A, SINNOTT L T, MUTTI D O, et al. Parental history of myopia, sports and outdoor activities, and future myopia [J]. Invest Ophthalmol Vis Sci, 2007, 48 (8): 3524-32.

[84] GUGGENHEIM J A, PONG-WONG R, HALEY C S, et al. Correlations in refractive errors between siblings in the Singapore Cohort Study of Risk factors for Myopia [J]. Brit J Ophthalmol, 2007, 91 (6): 781-4.

[85] ALSBIRK P H. Refraction in adult West Greenland Eskimos. A population study of spherical refractive errors, including oculometric and familial correlations [J]. Acta Ophthalmol (Copenh), 1979, 57 (1): 84-95.

[86] JOHNSON G J, MATTHEWS A, PERKINS E S. Survey of ophthalmic conditions in a Labrador community. I. Refractive errors [J]. Br J Ophthalmol, 1979, 63 (6): 440-8.

[87] GUGGENHEIM J A, KIROV G, HODSON S A. The heritability of high myopia: a reanalysis of Goldschmidt's data [J]. J Med Genet, 2000, 37 (3): 227-31.

[88] SAW S M, CHUA W H, HONG C Y, et al. Nearwork in Early-Onset Myopia [J]. Invest Ophthalmol Vis Sci, 2002, 43 (2): 332-9.

[89] RAMAMURTHY D, LIN CHUA S Y, SAW S M. A review of environmental risk factors for myopia during early life, childhood and adolescence[J]. Clin Exp Optom, 2015, 98(6): 497-506.

[90] GILOYAN A, HARUTYUNYAN T, PETROSYAN V. Risk Factors for Developing Myopia among Schoolchildren in Yerevan and Gegharkunik Province, Armenia [J]. Ophthalmic Epidemiol, 2017, 24 (2): 97-103.

[91] MCBRIEN N A, MOGHADDAM H O, REEDER A P. Atropine reduces experimental myopia and eye enlargement via a nonaccommodative mechanism [J]. Invest Ophthalmol Vis Sci, 1993, 34 (1): 205-15.

[92] IRVING E L, SIVAK J G, CALLENDER M G. Refractive plasticity of the developing chick eye [J]. Ophthalmic Physiol Opt, 1992, 12 (4): 448-56.

[93] IP J M, SAW S M, ROSE K A, et al. Role of near work in myopia: findings in a sample of Australian school children [J]. Invest Ophthalmol Vis Sci, 2008, 49 (7): 2903-10.

[94] FRENCH A N, MORGAN I G, MITCHELL P, et al. Risk factors for incident myopia in Australian schoolchildren: the Sydney adolescent vascular and eye study [J]. Ophthalmology, 2013, 120 (10): 2100-8.

[95] ROSE K A, MORGAN I G, IP J, et al. Outdoor activity reduces the prevalence of myopia in children [J]. Ophthalmology, 2008, 115 (8): 1279-85.

[96] FOREMAN J, SALIM A T, PRAVEEN A, et al. Association between digital smart device use and myopia: a systematic review and meta-analysis [J]. Lancet Digital Health, 2021, 3 (12): e806-e18.

[97] 郭志丽, 蒋丽君, 张勤梅, 等. 嘉兴市小学一年级学生屈光异常及近视影响因素分析 [J]. 中国学校卫生, 2016, 37 (09): 1389-91.

[98] DIRANI M, CROWSTON J G, WONG T Y. From reading books to increased smart device screen time [J]. Br J Ophthalmol, 2019, 103 (1): 1-2.

[99] FRENCH A N, ASHBY R S, MORGAN I G, et al. Time outdoors and the prevention of

myopia［J］. Exp Eye Res, 2013, 114: 58-68.

［100］易军晖, 李蓉蓉. 近距离工作和户外活动对学龄期儿童近视进展的影响［J］. 中国当代儿科杂志, 2011, 13（01）: 32-5.

［101］杨翎, 张佩斌, 姚成, 等. 小学生近视眼危险因素及矫正状况分析［J］. 中国斜视与小儿眼科杂志, 2013, 21（02）: 35-9.

［102］JONES JORDAN L A, SINNOTT L T, COTTER S A, et al. Time outdoors, visual activity, and myopia progression in juvenile-onset myopes［J］. Invest Ophthalmol Vis Sci, 2012, 53（11）: 7169-75.

［103］WU P C, TSAI C L, HU C H, et al. Effects of Outdoor Activities on Myopia Among Rural School Children in Taiwan［J］. Ophthal Epidemiol, 2010, 17（5）: 338-42.

［104］GUGGENHEIM J A, NORTHSTONE K, MCMAHON G, et al. Time Outdoors and Physical Activity as Predictors of Incident Myopia in Childhood: A Prospective Cohort Study［J］. Invest Ophthalmol Vis Sci, 2012, 53（6）: 2856-65.

［105］GUO K, YANG D Y, WANG Y, et al. Prevalence of myopia in schoolchildren in Ejina: the Gobi Desert Children Eye Study［J］. Invest Ophthalmol Vis Sci, 2015, 56（3）: 1769-74.

［106］READ S A, COLLINS M J, VINCENT S J. Light Exposure and Physical Activity in Myopic and Emmetropic Children［J］. Optometry and Vision Science, 2014, 91（3）: 330-41.

［107］CUI D, TRIER K, MUNK RIBEL MADSEN S. Effect of day length on eye growth, myopia progression, and change of corneal power in myopic children［J］. Ophthalmology, 2013, 120（5）: 1074-9.

［108］DONOVAN L, SANKARIDURG P, HO A, et al. Myopia progression in Chinese children is slower in summer than in winter［J］. Optom Vis Sci, 2012, 89（8）: 1196-202.

［109］SHERWIN J C, REACHER M H, KEOGH R H, et al. The Association between Time Spent Outdoors and Myopia in Children and Adolescents A Systematic Review and Meta-analysis［J］. Ophthalmology, 2012, 119（10）: 2141-51.

［110］ASHBY R, OHLENDORF A, SCHAEFFEL F. The effect of ambient illuminance on the development of deprivation myopia in chicks［J］. Invest Ophthalmol Vis Sci, 2009, 50（11）: 5348-54.

［111］NORTON T T, SIEGWART J T. Light levels, refractive development, and myopia-A speculative review［J］. Exp Eye Res, 2013, 114: 48-57.

［112］FLITCROFT D I. The complex interactions of retinal, optical and environmental factors in myopia aetiology［J］. Prog Retin Eye Res, 2012, 31（6）: 622-60.

［113］金菊香, 伍晓艳, 万宇辉, 等. 户外活动对中小学生视力的保护效果评价［J］. 中国学校卫生, 2014, 35（12）: 1776-9.

［114］WU P C, CHEN C T, LIN K K, et al. Myopia Prevention and Outdoor Light Intensity in a School-Based Cluster Randomized Trial［J］. Ophthalmology, 2018, 125（8）: 1239-50.

［115］JIANG L, ZHANG S, SCHAEFFEL F, et al. Interactions of chromatic and lens-induced defocus during visual control of eye growth in guinea pigs（Cavia porcellus）［J］. Vision Res, 2014, 94: 24-32.

［116］RUCKER F J, WALLMAN J. Chicks use changes in luminance and chromatic contrast as indicators of the sign of defocus［J］. J Vis, 2012, 12（6）.

［117］FELDKAEMPER M, SCHAEFFEL F. An updated view on the role of dopamine in myopia［J］. Exp Eye Res, 2013, 114: 106-19.

［118］YAZAR S, HEWITT A W, BLACK L J, et al. Myopia is associated with lower vitamin D status in young adults［J］. Invest Ophthalmol Vis Sci, 2014, 55（7）: 4552-9.

［119］XIONG S, SANKARIDURG P, NADUVILATH T, et al. Time spent in outdoor activities in relation to myopia prevention and control: a meta-analysis and systematic review［J］. Acta Ophthalmol, 2017, 95（6）: 551-66.

［120］PIERCY K L, TROIANO R P, BALLARD R M, et al. The Physical Activity Guidelines for Americans［J］. JAMA, 2018, 320（19）: 2020-8.

［121］WU P C, TSAI C L, WU H L, et al. Outdoor activity during class recess reduces myopia onset and progression in school children［J］. Ophthalmology, 2013, 120（5）: 1080-5.

［122］SAXENA R, VASHIST P, TANDON R, et al. Incidence and progression of myopia and associated factors in urban school children in Delhi: The North India Myopia Study（NIM Study）［J］. PLoS One, 2017, 12（12）: e0189774.

［123］TIDEMAN J W L, POLLING J R, JADDOE V W V, et al. Environmental Risk Factors Can Reduce Axial Length Elongation and Myopia Incidence in 6- to 9-Year-Old Children ［J］. Ophthalmology, 2019, 126（1）: 127-36.

［124］SHERWIN J C, REACHER M H, KEOGH R H, et al. The association between time spent outdoors and myopia in children and adolescents: a systematic review and meta-analysis［J］. Ophthalmology, 2012, 119（10）: 2141-51.

［125］GUGGENHEIM J A, NORTHSTONE K, MCMAHON G, et al. Time outdoors and physical activity as predictors of incident myopia in childhood: a prospective cohort study ［J］. Invest Ophthalmol Vis Sci, 2012, 53（6）: 2856-65.

［126］LINDSEY ROSE K M, GOURDIE R G, PRESCOTT A R, et al. The C terminus of lens aquaporin 0 interacts with the cytoskeletal proteins filensin and CP49［J］. Invest Ophthalmol Vis Sci, 2006, 47（4）: 1562-70.

［127］GUO Y, LIU L J, TANG P, et al. Outdoor activity and myopia progression in 4-year follow-up of Chinese primary school children: The Beijing Children Eye Study［J］. PLoS One, 2017, 12（4）: e0175921.

［128］SUN J T, AN M, YAN X B, et al. Prevalence and Related Factors for Myopia in School-Aged Children in Qingdao［J］. J Ophthalmol, 2018, 2018: 9781987.

［129］KU P W, STEPTOE A, LAI Y J, et al. The Associations between Near Visual Activity and Incident Myopia in Children: A Nationwide 4-Year Follow-up Study［J］. Ophthalmology, 2019, 126（2）: 214-20.

［130］ZHANG M, LI L, CHEN L, et al. Population density and refractive error among Chinese children［J］. Invest Ophthalmol Vis Sci, 2010, 51（10）: 4969-76.

［131］LU B, CONGDON N, LIU X, et al. Associations between near work, outdoor activity, and myopia among adolescent students in rural China: the Xichang Pediatric Refractive Error Study report no. 2［J］. Arch Ophthalmol, 2009, 127（6）: 769-75.

［132］LIN Z, GAO T Y, VASUDEVAN B, et al. Near work, outdoor activity, and myopia in children in rural China: the Handan offspring myopia study［J］. BMC Ophthalmol, 2017, 17（1）: 203.

［133］CUMBERLAND P M, BOUNTZIOUKA V, RAHI J S. Impact of varying the definition of myopia on estimates of prevalence and associations with risk factors: time for an approach that serves research, practice and policy［J］. Br J Ophthalmol, 2018, 102（10）: 1407-12.

［134］WANG J, HE X G, XU X. The measurement of time spent outdoors in child myopia research: a systematic review［J］. Int J Ophthalmol, 2018, 11（6）: 1045-52.

［135］LUNDBERG K, VESTERGAARD A H, JACOBSEN N, et al. Choroidal thickness and myopia in relation to physical activity-the CHAMPS Eye Study［J］. Acta Ophthalmol, 2018, 96（4）: 371-8.

［136］SUHR THYKJAER A, LUNDBERG K, GRAUSLUND J. Physical activity in relation to development and progression of myopia-a systematic review［J］. Acta Ophthalmol, 2017, 95（7）: 651-9.

［137］邓艳梅, 张欣, 席薇. 天津市汉族学生视力不良流行现状及影响因素分析［J］. 中国学校卫生, 2013, 34（02）: 207-9.

［138］龙培培, 窦义蓉, 袁保成, 等. 重庆市主城区中小学生视力不良现状及影响因素分析［J］. 中国学校卫生, 2015, 36（01）: 109-12.

［139］CHEN C J, LIN L L K, SHIH Y F, et al. Epidemiological studies on multiple risk factors for myopia in Taiwan: gene-environment interaction［M］. Berlin: Myopia Updates II.. 2000: 17-20.

［140］JEE D, MORGAN I G, KIM E C. Inverse relationship between sleep duration and myopia［J］. Acta Ophthalmol, 2016, 94（3）: e204-10.

［141］GONG Y, ZHANG X, TIAN D, et al. Parental myopia, near work, hours of sleep and myopia in Chinese children［J］. Health, 2014, 06（01）: 64-70.

［142］AYAKI M, TORII H, TSUBOTA K, et al. Decreased sleep quality in high myopia children［J］. Sci Rep, 2016, 6: 33902.

［143］ZHOU Z, MORGAN I G, CHEN Q, et al. Disordered sleep and myopia risk among Chinese children［J］. PLoS One, 2015, 10（3）: e0121796.

［144］PAN C W, LIU J H, WU R K, et al. Disordered sleep and myopia among adolescents: a propensity score matching analysis［J］. Ophthalmic Epidemiol, 2019, 26（3）: 155-60.

［145］YOU X, WANG L, TAN H, et al. Near Work Related Behaviors Associated with Myopic Shifts among Primary School Students in the Jiading District of Shanghai: A School-Based One-Year Cohort Study［J］. PLoS One, 2016, 11（5）: e0154671.

［146］HUA W J, JIN J X, WU X Y, et al. Elevated light levels in schools have a protective effect on myopia［J］. Ophthalmic Physiol Opt, 2015, 35（3）: 252-62.

［147］陈荣凯, 江海棠, 毕嘉琦, 等. 2011—2014年深圳市宝安区中小学校教室采光照明与学生视力不良的关系［J］. 预防医学论坛, 2016, 22（02）: 131-3＋6.

［148］PAN C W, WU R K, LIU H, et al. Types of Lamp for Homework and Myopia among Chinese School-Aged Children［J］. Ophthalmic Epidemiol, 2018, 25（3）: 250-6.

［149］谌丁艳, 罗青山, 吴宇, 等. 深圳市高一学生身体活动现状及其对视力的影响［J］. 中国学校卫生, 2015, 36（05）: 693-5.

［150］杨汴生, 张丁, 何健, 等. 河南省学生视力不良现状及影响因素分析［J］. 中国学校卫生, 2013, 34（05）: 562-4.

[151] 王燕，刘玮，苏俊海，等. 兰州与合肥市中小学生 2014 年视力不良及影响因素分析 [J]. 中国学校卫生，2017，38（01）：72-5＋9.

[152] 许凤鸣，娄晓民，吴翠平，等. 河南省 2014 年中小学生视力不良现状及影响因素分析 [J]. 中华疾病控制杂志，2017，21（09）：879-83＋87.

[153] THEOPHANOUS C，MODJTAHEDI B S，BATECH M，et al. Myopia prevalence and risk factors in children [J]. Clin Ophthalmol, 2018, 12: 1581-7.

[154] JACOBSEN N，JENSEN H，GOLDSCHMIDT E. Does the level of physical activity in university students influence development and progression of myopia？ ——a 2-year prospective cohort study [J]. Invest Ophthalmol Vis Sci, 2008, 49（4）: 1322-7.

[155] JONES L A，SINNOTT L，MITCHELL G L，et al. How Well Do Parental History and Near Work Predict Myopia？[J]. Invest Ophthalmol Vis Sci, 2006, 47（13）: 5452-.

[156] KHADER Y，BATAYHA W，ABDUL AZIZ S，et al. Prevalence and risk indicators of myopia among schoolchildren in Amman, Jordan [J]. East Mediterr Health J, 12（3-4）, 434-439, 2006, 2006.

[157] DIRANI M，TONG L，GAZZARD G，et al. Outdoor activity and myopia in Singapore teenage children [J]. Br J Ophthalmol, 2009, 93（8）: 997-1000.

[158] GUO Y，LIU L J，XU L，et al. Outdoor activity and myopia among primary students in rural and urban regions of Beijing [J]. Ophthalmology, 2013, 120（2）: 277-83.

[159] 张欣. 重视儿童青少年近视环境危险因素的防控 [J]. 中国学校卫生，2018，39（01）：6-8＋12.

[160] GARDINER P A. Dietary treatment of myopia in children [J]. Lancet, 1958, 1（7031）: 1152-5.

[161] EDWARDS M H. Do variations in normal nutrition play a role in the development of myopia？ [J]. Optom Vis Sci, 1996, 73（10）: 638-43.

[162] CORDAIN L，EATON S B，BRAND MILLER J，et al. An evolutionary analysis of the aetiology and pathogenesis of juvenile-onset myopia [J]. Acta Ophthalmol Scand, 2002, 80（2）: 125-35.

[163] LIM L S，GAZZARD G，LOW Y L，et al. Dietary factors, myopia, and axial dimensions in children [J]. Ophthalmology, 2010, 117（5）: 993-7 e4.

[164] TIDEMAN J W，POLLING J R，VOORTMAN T，et al. Low serum vitamin D is associated with axial length and risk of myopia in young children[J]. Eur J Epidemiol,2016,31（5）: 491-9.

[165] KANG M T，LI S M，PENG X，et al. Chinese Eye Exercises and Myopia Development in School Age Children: A Nested Case-control Study [J]. Sci Rep, 2016, 6: 28531.

[166] SANGVATANAKUL P，TANGTHIANCHAICHANA J，TASANARONG A，et al. Influence of Chinese eye exercises on myopia control in an East Asian population: a meta-analysis [J]. medRxiv, 2019: 19011270.

[167] MORGAN R W，SPEAKMAN J S，GRIMSHAW S E. Inuit myopia: an environmentally induced "epidemic"？[J]. Can Med Assoc J, 1975, 112（5）: 575-7.

[168] DAUBS J. Environmental factors in the epidemiology of malignant myopia [J]. Am J Optom Physiol Opt, 1982, 59（3）: 271-7.

[169] SHIH Y F，CHIANG T H，HSIAO C K，et al. Comparing myopic progression of urban and rural Taiwanese schoolchildren [J]. Jpn J Ophthalmol, 2010, 54（5）: 446-51.

［170］CIA U. Central Intelligence Agency-The World Factbook［J］. New Zealand，2016.

［171］PARSSINEN T O. Relation Between Refraction，Education，Occupation，and Age among 26-Year-Old and 46-Year-Old Finns［J］. Am J Optom Phys Opt，1987，64（2）：136-43.

［172］ROSNER M，BELKIN M. Intelligence，education，and myopia in males［J］. Arch Ophthalmol，1987，105（11）：1508-11.

［173］中国青少年研究中心课题组，赵霞，朱松，等.中日韩美四国高中生权益状况比较研究报告［J］.中国青年研究，2009，（06）：62-8.

［174］唐东辉，刘静，陈庆果，等.北京市中小学生体质下降原因的调查分析［J］.北京体育大学学报，2007，（07）：936-7＋40.

［175］PHILIPP D，VOGEL M，BRANDT M，et al. The relationship between myopia and near work，time outdoors and socioeconomic status in children and adolescents［J］. BMC Public Health，2022，22（1）：2058.

［176］TIDEMAN J W L，POLLING J R，HOFMAN A，et al. Environmental factors explain socioeconomic prevalence differences in myopia in 6-year-old children［J］. Br J Ophthalmol，2018，102（2）：243-7.

［177］PAN C W，ZHENG Y F，ANUAR A R，et al. Prevalence of refractive errors in a multiethnic Asian population：the Singapore epidemiology of eye disease study［J］. Invest Ophthalmol Vis Sci，2013，54（4）：2590-8.

［178］TAN C S，CHAN Y H，WONG T Y，et al. Prevalence and risk factors for refractive errors and ocular biometry parameters in an elderly Asian population：the Singapore Longitudinal Aging Study（SLAS）［J］. Eye（Lond），2011，25（10）：1294-301.

［179］PAN C W，KLEIN B E，COTCH M F，et al. Racial variations in the prevalence of refractive errors in the United States：the multi-ethnic study of atherosclerosis［J］. Am J Ophthalmol，2013，155（6）：1129-38 e1.

［180］TAY M T，AU EONG K G，NG C Y，et al. Myopia and educational attainment in 421，116 young Singaporean males［J］. Ann Acad Med Singap，1992，21（6）：785-91.

［181］MARCUS M W，DE VRIES M M，JUNOY MONTOLIO F G，et al. Myopia as a risk factor for open-angle glaucoma：a systematic review and meta-analysis［J］. Ophthalmology，2011，118（10）：1989-94 e2.

［182］SAW S M，GAZZARD G，SHIH-YEN E C，et al. Myopia and associated pathological complications［J］. Ophthalmic Physiol Opt，2005，25（5）：381-91.

［183］DUDOVITZ R N，IZADPANAH N，CHUNG P J，et al. Parent，Teacher，and Student Perspectives on How Corrective Lenses Improve Child Wellbeing and School Function［J］. Matern Child Health J，2016，20（5）：974-83.

［184］郭立云，张洁滢，杨红云.高度近视与中低近视患者生活质量比较［J］.中国现代医学杂志，2016，26（02）：139-41.

［185］VITALE S，COTCH M F，SPERDUTO R，et al. Costs of refractive correction of distance vision impairment in the United States，1999-2002［J］. Ophthalmology，2006，113（12）：2163-70.

［186］王炳南，王丽娟，陈如专，等.新加坡儿童青少年近视防控措施及对中国启示［J］.中国公共卫生，2020，36（06）：863-6.

［187］罗朝猛.日本多管齐下防治中小学生近视［J］.上海教育，2009（07）：40-41.

［188］曲晶 . 日本儿童视力状况和对策［J］. 体育师友，1994（06）：37.

［189］日本文部科学省 . 学校保健统计调查［EB/OL］.［2022-04-27］. https://www.mext.go.jp/b_menu/toukei/chousa05/hoken/kek-ka/k_detail/1411711.htm.

［190］童浩杰，祝丽玲 . 东亚四国儿童青少年近视防控背景和防控措施比较［J］. 预防医学论坛，2022，28（12）：953-957.

［191］余小鸣 . 学校健康教育的发展及挑战［J］. 中国健康教育，2005，（05）：377-80.

［192］MORGAN I，MEGAW P. Using natural STOP growth signals to prevent excessive axial elongation and the development of myopia［J］. Ann Acad Med Singap，2004，33（1）：16-20.

［193］郑荣领，翟黎东，徐广第，等 . 学生近视应及早综合干预［J］. 中国校医，2005，（05）：5-8.

［194］郑荣领，翟黎东 . 弘扬中医治未病思想提高近视眼防治水平［J］. 中国中医眼科杂志，2005，（02）：99-102.

［195］汪芳润，周晓东，尹忠贵 . 近视眼祈望合理矫治［J］. 中华眼科杂志，2004，（09）：3-4.

［196］徐广第 . 从视觉生理学的观点探讨防治近视的理想方法［J］. 眼科，2004，（01）：4-6.

［197］张迎修 . 当前我国中小学生体质健康存在的问题与思考［J］. 中国校医，2004，（05）：471-2.

［198］于厚贤，刘兵，巍霞，等 . 山东省学生视力低下情况分析［J］. 中国学校卫生，2002，（06）：546-7.

［199］ZHONG R X，SHI R R，HUANG L X，et al. Prevention and treatment of youth myopia by binocular near fogging［J］. Chin Med J（Engl），1983，96（6）：457-62.

［200］WEALE R A. Epidemiology of refractive errors and presbyopia［J］. Surv Ophthalmol，2003，48（5）：515-43.

［201］吴钢，金汉珣 . 调节集合功能代替式近用眼镜在青少年近视控制中的应用研究［J］. 中国校医，2005，（05）：9-11.

［202］俸敏荣，刘东光 . 虚焦镜控制近视发展的临床观察［J］. 中国斜视与小儿眼科杂志，2005，（03）：25-7.

［203］GWIAZDA J E，HYMAN L，NORTON T T，et al. Accommodation and related risk factors associated with myopia progression and their interaction with treatment in COMET children［J］. Invest Ophthalmol Vis Sci，2004，45（7）：2143-51.

［204］FULK G W，CYERT L A，PARKER D E. A randomized clinical trial of bifocal glasses for myopic children with esophoria：results after 54 months［J］. Optometry（St Louis，Mo），2002，73（8）：470-6.

［205］ANSTICE N S，PHILLIPS J R. Effect of dual-focus soft contact lens wear on axial myopia progression in children［J］. Ophthalmology，2011，118（6）：1152-61.

［206］LAM C S，TANG W C，TSE D Y，et al. Defocus Incorporated Soft Contact（DISC）lens slows myopia progression in Hong Kong Chinese schoolchildren：a 2-year randomised clinical trial［J］. Br J Ophthalmol，2014，98（1）：40-5.

［207］ALLER T A，LIU M，WILDSOET C F. Myopia Control with Bifocal Contact Lenses：A Randomized Clinical Trial［J］. Optom Vis Sci，2016，93（4）：344-52.

［208］HE M，XIANG F，ZENG Y，et al. Effect of Time Spent Outdoors at School on the Development of Myopia Among Children in China：A Randomized Clinical Trial［J］.

JAMA, 2015, 314（11）: 1142-8.

［209］JIN J X, HUA W J, JIANG X, et al. Effect of outdoor activity on myopia onset and progression in school-aged children in northeast China: the Sujiatun Eye Care Study［J］. BMC Ophthalmol, 2015, 15: 73.

［210］ONER V, BULUT A, ORUC Y, et al. Influence of indoor and outdoor activities on progression of myopia during puberty［J］. Int Ophthalmol, 2016, 36（1）: 121-5.

［211］张云婷, 马生霞, 陈畅, 等. 中国儿童青少年身体活动指南［J］. 中国循证儿科杂志, 2017, 12（06）: 401-9.

［212］ZHU M M, LAI J S M, CHOY B N K, et al. Physical exercise and glaucoma: a review on the roles of physical exercise on intraocular pressure control, ocular blood flow regulation, neuroprotection and glaucoma-related mental health［J］. Acta Ophthalmol, 2018, 96（6）: e676-e91.

［213］宋绍兴, 王凤阳, 李颖河. 乒乓球运动对青少儿视力影响的对比研究［J］. 中国体育科技, 2002,（11）: 19-20.

［214］赵青峰. 运动对青少年视力的影响研究［D］. 江西科技师范学院, 2011.

［215］肖柏娟. 乒乓球与中长跑对7～8岁小学生假性近视改善的实验对比探讨［D］. 山东体育学院, 2012.

［216］张泽宇. 乒乓球练习对改善近视儿童视力影响的实验研究［D］. 山西师范大学, 2014.

［217］李良, 徐建方, 路瑛丽, 等. 户外活动和体育锻炼防控儿童青少年近视的研究进展［J］. 中国体育科技, 2019, 55（04）: 3-13.

［218］DUFFEY R J, LEAMING D. US trends in refractive surgery: 2003 ISRS/AAO survey［J］. J Refract Surg, 2005, 21（1）: 87-91.

［219］WILSON S E, MOHAN R R, HONG J W, et al. The wound healing response after laser in situ keratomileusis and photorefractive keratectomy: elusive control of biological variability and effect on custom laser vision correction［J］. Arch Ophthalmol, 2001, 119（6）: 889-96.

［220］ALBIETZ J M, LENTON L M, MCLENNAN S G. Dry eye after LASIK: comparison of outcomes for Asian and Caucasian eyes［J］. Clin Exp Optom, 2005, 88（2）: 89-96.

［221］汪芳润. 近视眼角膜激光手术要三思而行［J］. 眼科, 2005,（05）: 289-90.

［222］范玉香, 徐深, 赵俊华, 等. 行准分子激光角膜屈光手术近视人群分析［J］. 眼视光学杂志, 2005,（01）: 23-4.

［223］任秋锦, 岳辉, 王平, 等. 低浓度阿托品与角膜塑形镜控制近视疗效对比［J］. 国际眼科杂志, 2017, 17（04）: 794-6.

［224］牛玉玲, 叶茹珊, 邓铤明, 等. 低浓度阿托品联合角膜塑形镜治疗青少年中低度近视的疗效［J］. 国际眼科杂志, 2019, 19（11）: 1940-4.

［225］CHUA W H, BALAKRISHNAN V, CHAN Y H, et al. Atropine for the treatment of childhood myopia［J］. Ophthalmology, 2006, 113（12）: 2285-91.

［226］刘素江, 吕建华. 低浓度阿托品滴眼液和棱镜式组合透镜治疗青少年轻度近视的临床观察［J］. 河北医药, 2013, 35（18）: 2753-5.

［227］宋艳侠. 针灸联合中药熏眼热疗治疗青少年近视20例［J］. 河南中医, 2015, 35（01）: 160-1.

[228] 蔡文丽. 针刺结合中药熏眼治疗青少年近视患者的临床可行性 [J]. 中医临床研究, 2016, 8 (22): 91-3.

[229] YIN L, ZHAN T Y, WANG W J, 等. 内蒙古自治区赤峰市青少年近视现状及影响因素 [J]. Guo ji yan ke za zhi, 2021, 21 (6): 1112-9.

[230] 刘艳芬, 崔海浪, 付倩, 等. 新余市儿童青少年近视率和视力不良影响因素研究 [J]. 吉林医学, 2021, 42 (12): 2959-61.

[231] LYU F, CHEN Y. Epidemiology of myopia: iteration and progression [J]. Chung-hua yen k'o tsa chih, 2021, 57 (4): 245-50.

[232] CHANG P, ZHANG B, LIN L, et al. Comparison of Myopic Progression before, during, and after COVID-19 Lockdown [J]. Ophthalmology (Rochester, Minn), 2021, 128 (11): 1655-7.

[233] 刘依兵. 江苏省初中生体力活动及视力空间分布特征和影响因素研究 [D]. 南京师范大学, 2021.

[234] 罗虹, 付强, 周陶. 学生近视防控背景下学校教室视觉环境质量调查与对策研究——以成都市普通中小学为例 [J]. 中国现代教育装备, 2020, (18): 5-10.

[235] 陈佳宁. 中学生家庭学习空间照明环境研究 [D]. 浙江大学, 2021.

[236] 国际近视研究院, 高建华, 刘康, 等. 国际近视研究院关于近视影响的报告 [J]. 中华实验眼科杂志, 2021, 39 (12): 1091-103.

[237] BULLIMORE M A, BRENNAN N A. Myopia Control: Why Each Diopter Matters [J]. Optom Vis Sci, 2019, 96 (6): 463-5.

[238] UEDA E, YASUDA M, FUJIWARA K, et al. Trends in the Prevalence of Myopia and Myopic Maculopathy in a Japanese Population: The Hisayama Study [J]. Invest Ophthalmol Vis Sci, 2019, 60 (8): 2781-6.

[239] TSAI A S H, WONG C W, LIM L, et al. PEDIATRIC RETINAL DETACHMENT IN AN ASIAN POPULATION WITH HIGH PREVALENCE OF MYOPIA: Clinical Characteristics, Surgical Outcomes, and Prognostic Factors [J]. Retina, 2019, 39 (9): 1751-60.

[240] MAYRO E L, HARK L A, SHIUEY E, et al. Prevalence of uncorrected refractive errors among school-age children in the School District of Philadelphia [J]. J AAPOS, 2018, 22 (3): 214-7 e2.

[241] MORGAN I G, FRENCH A N, ASHBY R S, et al. The epidemics of myopia: Aetiology and prevention [J]. Prog Retin Eye Res, 2018, 62: 134-49.

[242] SANKARIDURG P R, HOLDEN B A. Practical applications to modify and control the development of ametropia [J]. Eye (Lond), 2014, 28 (2): 134-41.

[243] FRICKE T R, HOLDEN B A, WILSON D A, et al. Global cost of correcting vision impairment from uncorrected refractive error [J]. Bull World Health Organ, 2012, 90 (10): 728-738.

[244] HASHEMI H, FOTOUHI A, MOHAMMAD K. The age- and gender-specific prevalences of refractive errors in Tehran: the Tehran Eye Study [J]. Ophthalmic Epidemiol, 2004, 11 (3): 213-25.

[245] TAYLOR H R, JONAS J B, KEEFFE J, et al. Disability weights for vision disorders in Global Burden of Disease study [J]. Lancet, 2013, 381 (9860): 23.

[246] DONOVAN L, SANKARIDURG P, HO A, et al. Myopia progression rates in urban children wearing single-vision spectacles [J]. Optom Vis Sci, 2012, 89 (1): 27-32.

[247] SANDHU R K，MUNOZ B E，SWENOR B K，et al. Refractive error and visual function difficulty in a Latino population［J］. Ophthalmology，2012，119（9）：1731-6.

[248] LI Y，LIU J，QI P. The increasing prevalence of myopia in junior high school students in the Haidian District of Beijing，China：a 10-year population-based survey［J］. BMC Ophthalmol，2017，17（1）：88.

[249] RAH M J，WALLINE J J，JONES-JORDAN L A，et al. Vision specific quality of life of pediatric contact lens wearers［J］. Optom Vis Sci，2010，87（8）：560-6.

[250] PESUDOVS K. Item banking：a generational change in patient-reported outcome measurement［J］. Optom Vis Sci，2010，87（4）：285-93.

[251] NEGILONI K，PAMANI K K，SUDHIR R R. Do school classrooms meet the visual requirements of children and recommended vision standards?［J］. PLoS One，2017，12（4）：e0174983.

附录

访谈提纲

访谈对象：项目管理人员、近视防控联盟眼科医生、学校管理人员（校医）、近视学生及家长

知情同意：本研究旨在了解深圳市儿童青少年近视防控项目的防控"深圳模式"与防控效果，为未来更好进行儿童青少年近视防控提供支持与依据。针对深圳市儿童青少年近视防控项目管理人员、近视防控联盟眼科医院医务人员、学校管理人员和校医、近视学生及其家长进行半结构访谈调查，了解深圳市近视防控模式和防控现状，对被调查者信息绝对保密，不会泄露，不会产生任何关联的影响。

组织形式：座谈（管理人员、医生、校医）与访谈（学生及家长）相结合

访谈时间：2023 年 3 月 28 日

一、项目管理人员（3～5 名，包括管理人员、项目执行人员等）

（一）项目总体情况

1. 您认为当前深圳儿童青少年近视发展的态势如何？

2. 您能否介绍一下深圳市不同年级不同年龄屈光度进展速度如何？

（二）近视防控相关工作

1. 本项目主要开展了哪些儿童青少年近视防控工作？

2. 通过筛查确定近视的流程是怎样的？

3. 近视筛查联盟医院是如何发挥作用的?

4. 儿童青少年筛查出近视以后,会接受哪些干预和治疗? 是否会分级分类管理? 如果有,是如何进行的?

5. 项目财政经费投入情况如何?

6. 儿童青少年接受筛查干预的经费保障和支付补贴情况如何?

7. 是否对近视患者提供验光配镜支持?

8. 眼健康档案(屈光发育档案)记录了哪些内容? 如何管理? 学校和家长如何查看?

9. 您能否详细介绍一下深圳市眼科医院研发的"智能校徽"使用情况?

(三)问题与建议

1. 您认为深圳市儿童青少年近视防控项目的开展对经济、社会等方面产生了什么影响?

2. 未来计划开展或进一步完善哪些近视防控工作?

3. 希望上级或各部门配合哪些工作?

4. 您认为近视防控项目还存在哪些问题? 比如近视筛查、干预、诊疗、专业培训、健康宣教等方面。

5. 您能介绍一下报告中提到的"未按标准配置校医(园医)"这一问题吗?

6. 报告中提到"深圳市中小学生普遍存在白天户外活动时间不足、读写姿势不正确、电子产品使用不当、居家用眼环境欠佳等现象",您认为如何应对当前存在的学生眼健康行为问题?

7. 您认为建立健全深圳市近视联防联控机制还有哪些欠缺?

8. 您认为当前学校和家庭的近视防控情况存在哪些问题?

9. 您认为应如何发挥"家-校-卫"联控各方的主体责任,形成全社会防控近视的良好氛围?

10. 您认为未来还应如何加强健康宣教工作?

11. 您认为项目的总体目标和具体指标完成情况如何? 项目原定的"总体近视率每年降低 1 个百分点以上"的目标如何采取措施顺利完成?

二、近视联盟眼科医务人员(2~3 名)

1. 您认为近视是怎么产生的?

2. 您认为当前深圳市儿童青少年近视发展态势如何?

3. 近视检出率:(行政区、年级学龄段、性别、年龄)视力不良检出率、新发近视率、屈光度进展速度、高度近视占比、健康教育(知识知晓率、行为养成率)

4. 防控效果:地区差异、学校差异、用眼行为(眼保健操、课间休息、近距离用眼、完成家庭作业、电子产品使用、读写姿势)、户外活动、视觉环境(课桌椅、学生座位调整、照明卫生监测)、科学诊疗、研究成果转化

5. 您认为近视防控联盟医院发挥了哪些作用?

6. 您建议儿童青少年在平时学习生活中如何预防近视的发生?

7. 您认为在确诊近视后如何对近视进行科学诊疗?

8. 您认为近视学生应如何合理配镜?

9. 您认为近视会给患病学生、家庭、社会带来哪些负担和不利影响?

10. 您认为深圳市儿童青少年近视防控项目的开展产生了什么影响? 比如卫生体系、人群健康等方面。

11. 您如何理解近视节点前移给防控工作带来的影响?

12. 您对建立 "家-校-卫" 联防联控机制的建议?

13. 您认为未来联盟医院如何在近视防控中发挥专业优势?

14. 您认为未来项目应如何强化专业支撑,加强眼视光学科建设、临床流行病学研究和科研项目论文产出?

15. 您认为目前近视儿童和家长在近视防控方面还存在哪些不足?

16. 您对本项目开展的建议?

三、学校管理人员(校医)(2～3名)

1. 您认为影响学生近视的因素有哪些?

2. 学校采取了哪些措施预防和改善学生近视? 有何建议?

3. 学校开展校医、健康教育老师培训情况如何? 哪些地方需要改善?

4. 学校和班级对学生座位调整的情况如何?

5. 班级课桌椅的达标率如何?

6. 班级照明卫生的达标率如何?

7. 学校是否对学生眼健康行为进行监督?

8. 学校是否对学生的作业减负? 哪些地方需要改善?

9. 学校安排体育课、大课间等户外活动的情况如何? 哪些地方需要

改善？

　　10. 学校是否给学生课间出去远眺休息的机会？

　　11. 您认为学校体育和户外活动在学生近视防控中发挥了什么作用？

　　12. 学校是否会按照要求督促学生做眼保健操？

　　13. 学校是如何对学生开展眼健康教育的？哪些地方需要改善？

　　14. 学生对眼健康知识知晓率和行为养成率如何？

　　15. 学校是如何进行家校联控，开展健康家庭行动的？哪些地方需要改善？

　　16. 您对本项目的建议？

四、近视学生（2～3名）

　　1. 您认为造成您近视的原因是什么？您了解哪些近视发生发展和控制方面的知识？

　　2. 您认为哪些做法不利于自己眼睛的保护？比如在家庭作业、户外活动、课间休息等方面。

　　3. 班级里的座位排布对您有哪些影响？在校班级坐位定时调换吗？

　　4. 您认为学校和家里的灯光方便您读书或写字吗？

　　5. 您是否花费大量时间在电子产品使用上？您认为这对您的近视有何影响？

　　6. 您认为户外活动对您近视的发展有何影响？

　　7. 您认为近视对您的日常生活、心理活动、学校学习带来了哪些影响？

　　8. 在您近视之后，您和家长采取了哪些保护措施？比如生活习惯、饮食习惯、药物治疗等，您认为效果如何？

　　9. 您在矫正（配镜）后感受到哪些方面的改善？

　　10. 您希望政府、医院、学校和家庭采取什么措施帮助您控制近视进展？

五、家长（2～3名）

　　1. 您认为孩子近视发生的影响因素有哪些？

　　2. 在您确定孩子近视后，您的心理状态如何？您对控制近视的方法了解吗？

　　3. 为了防止孩子近视加深，您采取了哪些措施？

4. 您会经常带孩子进行户外活动吗？

5. 您会对孩子读写姿势进行监督吗？

6. 您会控制孩子使用电子屏幕的时间吗？

7. 您会采取措施保障孩子的睡眠时间吗？

8. 您是否会关注家庭室内的照明条件？

9. 您平时是否会纠正孩子的不良用眼习惯，关注孩子在黑暗的环境下读书或玩手机、躺着或趴着读书或玩手机、走路或乘车时读书或玩手机等？

10. 您是否试图在保护儿童的眼睛和提高学习成绩之间取得平衡呢？如果有，是怎样做的？

11. 您觉得在学校里、家里有什么因素对护眼不利？

12. 您认为孩子近视带来的负担费用大吗？

13. 您认为深圳市儿童青少年近视防控项目的开展对孩子和家庭产生了什么影响？

14. 您对深圳市儿童青少年近视防控项目开展的建议？